MEDICINA NATURAL PARA DOR NAS COSTAS

CB079054

Glenn S. Rothfeld
Suzanne LeVert

Medicina Natural para Dor nas Costas

Tradução
EIDI BALTRUSIS C. GOMES

EDITORA CULTRIX
São Paulo

Título do original:
Natural Medicine for Back Pain

Copyright © 1996 Rodale Press, Inc.

Todos os direitos reservados. Nenhuma parte deste livro pode ser reproduzida ou usada de qualquer forma ou por qualquer meio, eletrônico ou mecânico, inclusive fotocópias, gravações ou sistemas de armazenamento em banco de dados, sem permissão por escrito dos Editores.

Este livro só deve ser usado como obra de referência, não como um manual de medicina. As informações aqui apresentadas visam ajudar você a tomar decisões conscientes acerca da sua saúde. Elas não pretendem ser um substituto para nenhum tratamento que possa ter sido prescrito pelo seu médico. Se você suspeita de que está com algum problema de saúde, insistimos para que procure assistência médica.

Edição	Ano
1-2-3-4-5-6-7-8-9	99-00-01-02-03

Direitos de tradução para a língua portuguesa
adquiridos com exclusividade pela
EDITORA CULTRIX LTDA.
Rua Dr. Mário Vicente, 374 — 04270-000 — São Paulo, SP
Fone: 272-1399 — Fax: 272-4770
E-MAIL: pensamento@snet.com.br
http://www.pensamento-cultrix.com.br
que se reserva a propriedade literária desta tradução.

Impresso em nossas oficinas gráficas.

Dedicatória

A Magi, por seu contínuo amor e apoio, e
a minha filha Emma, por sua força
G. S. R.

Agradecimentos

Gostaria de agradecer a Madeleine Morel, Barbara Lowenstein e à Rodale Press por sua ajuda no planejamento e orientação desta idéia; a AMR'TA, pela criação do IBIS, uma extraordinária base de dados de medicina natural; ao dr. Ben Benjamin, Catherine LeBlanc, dr. Daren Fan, Loretta Levitz, Lori Grace, Nancy Lipman e outros que me auxiliaram com seus comentários e encorajamento. Também sou grato a muitos pacientes que me trouxeram idéias e me inspiraram com suas próprias jornadas na direção de uma saúde melhor.

Sumário

"Natureza,
tempo e paciência
são os três
grandes médicos."

Provérbio

Medicina Natural, a Dor nas Costas e Você

1

A dor nas costas afeta 80% de todos os norte-americanos. Isso nos custa aproximadamente 30 bilhões de dólares por ano, entre despesas médicas, perdas salariais e afastamentos por invalidez, sem mencionar mais de duzentas mil cirurgias anuais e incontáveis horas de frustração para o ser humano.

Uma vez que está lendo este livro, é provável que você ou alguém que lhe é querido tenha alguma forma de dor nas costas, desde pontadas periódicas até dores persistentes ou mesmo espasmos paralisantes. Posso assegurar-lhe que não está sozinho: as dores nas costas levam mais pessoas ao consultório médico, todos os anos, do que qualquer outra afecção isolada, com exceção do resfriado comum, sendo a causa principal das faltas e a diminuição da produtividade nos locais de trabalho. Infelizmente, a medicina moderna parece incapaz de ajudar a maioria dos que sofrem desse mal a encontrar um alívio permanente, como é ilustrado na história a seguir*:

* Os nomes foram mudados neste e nos demais relatos de casos encontrados no presente livro. Alguns relatos são composições de históricos, baseadas em experiências com diversos pacientes entrevistados e/ou tratados em meu consultório.

Melissa White, uma advogada de 42 anos de idade, há vários anos vinha tendo dores recorrentes nas costas desde o nascimento de seu segundo filho. A dor em geral começava subitamente: se Melissa se virasse ou se abaixasse de maneira inadequada, sentia uma dor forte na região próxima ao sacro, uma área vulnerável à dor na coluna lombar, entre as articulações do quadril, conhecidas como articulação sacroilíaca. Durante vários dias, Melissa era quase incapaz de se mover, precisando até mesmo de uma comadre para urinar.

Depois de sofrer sua segunda crise, que durou cinco dias e se constituiu num período de agonia, Melissa procurou seu médico, que lhe prescreveu um relaxante muscular e um analgésico. Embora os remédios a ajudassem, eles também a fizeram sentir-se letárgica e desorientada. Quatro anos mais tarde, depois de conviver com uma dor crônica e ficar incapacitada, Melissa foi encaminhada para um cirurgião ortopédico que a submeteu a diferentes procedimentos diagnósticos. O ortopedista descobriu que um de seus discos inferiores havia-se rompido e sugeriu uma cirurgia reparadora. Melissa optou por não fazer a cirurgia.

Vários anos se passaram antes que Melissa decidisse procurar outras opções de tratamento. Um colega recomendou-lhe um quiroprático local, que Melissa consultou logo depois. O terapeuta fez um histórico detalhado de sua dor nas costas, incluindo uma descrição completa de suas gestações e partos. Ele também lhe fez perguntas de caráter geral sobre sua saúde, alimentação e estilo de vida. Depois, examinou sua coluna cuidadosamente, descendo os dedos desde a cabeça e pescoço e palpando lentamente as vértebras de cima para baixo, até o final da coluna. Observou a maneira como seus quadris se moviam e olhou para seus pés, movimentando cada um dos tornozelos separadamente. Finalmente, estudou as radiografias que Melissa havia levado, pedidas pelo ortopedista que consultara.

Embora reconhecendo que um dos discos fora afetado, o quiroprático percebeu que a causa real da dor era uma pressão recorrente sobre a articulação sacroilíaca. Aquilo fazia com que o tecido adjacente ficasse inflamado, de forma que qualquer movimento gerava uma irritação. Essa situação também provocava espasmos na coluna lombar e nos glúteos, o que explicava a dor que Melissa sentia quando estava sentada.

O processo terapêutico que o quiroprático lhe prescreveu era composto de quatro estágios: primeiro, iniciou com ela um esquema de ajustes quiropráticos de sua espinha. Algumas vezes, Melissa ficava deitada de lado, enquanto ele empurrava sua coluna, ao mesmo tempo que ela girava rapidamente o quadril; outras vezes, o tratamento se concentrava na coluna lombar ou mesmo no pescoço. Melissa se surpreendeu com a facilidade demonstrada pelo quiroprático para localizar pontos sensíveis e doloridos em suas costas, alguns até mesmo distantes da região que apresentava o problema. Depois de ajustes, a sensibilidade pareceu desaparecer. O quiroprático aconselhou-a a aplicar calor e, a seguir, gelo na região sacroilíaca à noite.

A segunda linha de tratamento implicava uma consulta com um terapeuta ocupacional, que ajudou Melissa a aprender novas maneiras de mover suas costas enquanto desempenhava suas atividades diárias. Ela descobriu que dobrar os joelhos em vez de curvar-se para pegar seus filhos no colo diminuía bastante a tensão e a pressão em suas costas. Uma nova cadeira para seu escritório em casa, própria para apoiar a coluna lombar, ao mesmo tempo que elevava os joelhos acima do nível dos quadris, permitiu-lhe ficar sentada por muito mais tempo, sem sentir a dor que tinha-se tornado parte integrante de sua vida.

A terceira etapa do tratamento ocorreu depois que a coluna de Melissa já tinha melhorado um pouco. O quiroprático começou então a lhe mostrar alguns alongamentos lentos que iriam ajudá-la a mobilizar a região sacroilíaca e a manter suas costas ágeis e flexíveis. Ele sugeriu ainda um programa diário de exercícios para fortalecer seus músculos abdominais (enfraquecidos desde o nascimento de seu segundo filho), para trabalhar o coração e para auxiliá-la na liberação das tensões que carregava com ela.

Finalmente, o terapeuta alertou-a para os perigos do café e do açúcar, que poderiam estar contribuindo para os espasmos dos músculos de suas costas. Ele também lhe prescreveu um suplemento alimentar, o que a ajudou a evitar a inflamação que tendia a ocorrer no período pré-menstrual.

Dezoito meses após sua primeira consulta ao quiroprático, Melissa não sentia mais dor. A cada seis a oito semanas ela tem voltado ao consultório para ajustes quiropráticos e faz os alongamentos regularmente, todas as noites, tendo aprendido a reconhecer quando há perigo de forçar sua coluna.

Uma nova visão da dor nas costas

Como foi discutido acima, mais pessoas sofrem de dor nas costas do que de qualquer outra doença, exceto o resfriado comum. Milhões de homens e mulheres, da mesma forma que Melissa, lutam durante anos para encontrar um caminho que as liberte da dor, e que não implique passar semanas na cama, tomar remédios que produzem efeitos colaterais e/ou submeter-se a cirurgias, já que todas essas opções, para começar, nunca abordam, de fato, aquilo que está causando a dor.

Sem dúvida, você também espera encontrar uma maneira de curar suas costas, evitando, tanto quanto possível, longos períodos de recuperação e grandes despesas médicas. Talvez ainda esteja buscando, acima de tudo, um meio de lidar com algumas das razões que lhe causam dor nas costas. Na verdade, este livro foi escrito com um objetivo: oferecer-lhe alternativas que possam ser menos dispendiosas e penosas e mais eficazes do que os métodos usados no passado que não aliviaram seu desconforto.

A maioria de nós foi educada para acreditar que todas as questões médicas são passíveis de solução e podem ser resolvidas rapidamente. Como norte-americanos, tomamos mais medicamentos e submetemo-nos a mais cirurgias do que as populações de quaisquer outras nações industrializadas do mundo. Para sermos justos, há ocasiões em que a medicina moderna realiza verdadeiros milagres. Sem os antibióticos, por exemplo, bactérias simples como as que causam infecções da garganta ou do ouvido, poderiam alastrar-se descontroladamente por todo o nosso corpo, destruindo órgãos vitais. Por mais prejudiciais que possam ser e levando à dependência a longo prazo, os analgésicos também se tornam essenciais a milhões de pacientes com câncer, a vítimas de acidentes e, sem dúvida, a pessoas com dores devido a um espasmo agudo de coluna. E a cirurgia é, com freqüência, o único meio pelo qual podem sobreviver os que sofrem de doenças cardíacas em estágio avançado.

Ao mesmo tempo, entretanto, é evidente que a medicina moderna tende a encarar o corpo humano como uma máquina, composta de partes padronizadas e que podem ser substituídas. Os medicamentos são desenvolvidos para consumo de milhões de pessoas, independentemente do fato de cada ser humano possuir uma fisiologia e uma estrutura química próprias. Técnicas de diagnóstico e até mesmo cirúrgicas são igualmente padronizadas. Somente nos últimos anos, o impacto físico causado pelo *stress*, pela depressão e por outros aspectos emocionais vem sendo incluído nas discussões das causas e tratamentos das doenças.

Um estudo publicado pelo *New England Journal of Medicine*, em julho de 1994, por exemplo, revelou as limitações da medicina de alta tecnologia no que se refere à dor nas costas. O estudo focalizou o uso da ressonância magnética por imagem(MRI) para diagnosticar a dor nas costas. Milhares de cirurgias dolorosas e caras são realizadas todos os anos com base nos exames de ressonância magnética por imagem, que indicam anormalidades em discos espinhais (denominados discos deslocados). Contudo, o estudo de 1994 mostrou *não haver nenhuma correlação entre anormalidades estruturais e dor nas costas*. Entre 98 pessoas que não tinham dor nas costas, uma alta porcentagem (dois terços) apresentava anormalidades na coluna vertebral, incluindo discos com abaulamento ou protusão, herniados ou em processo de degeneração. Um terço desses indivíduos possuía mais de uma anormalidade dos discos. Todavia, nenhum deles apresentava qualquer sintoma de dor nas costas.

Outro estudo feito na Noruega há 20 anos reforça esse ponto. Um grupo de pessoas com problemas nas costas foi submetido à cirurgia, com a finalidade de remover ou reparar um disco anormal; outro grupo, apresentando o mesmo tipo de problema, recebeu um tratamento mais conservador, como repouso e exercícios. Quatro anos mais tarde, 80% dos pacientes de ambos os grupos relataram melhora no problema. Outro estudo, ainda, publicado no *Scandinavian Journal of Medicine*, comparou pessoas com diagnóstico de lesões ou doenças de coluna, por exemplo, osteoartrite degenerativa e espinha bífida oculta com outras pessoas cujas radiografias não indicavam anormalidades. Os cientistas não encontraram diferenças estatísticas entre os dois grupos quanto à dor.

Essa informação representa aquilo que muitos terapeutas alternativos e outros profissionais que não atuam na esfera tradicional têm discutido durante décadas: muita ênfase na cirurgia, nos medicamentos e em outros métodos tecnológicos avançados de diagnóstico e tratamento, quando o que se faz necessário é uma perspectiva mais abrangente e holística. De fato, a solução da dor nas costas simplesmente não se presta a uma abordagem de "reparação imediata", geralmente observada pela medicina tradicional e, para ser imparcial, esperada pela grande maioria dos cidadãos norte-americanos. A simples ingestão de pílulas ou a cirurgia, na maior parte dos casos e a longo prazo, não aliviará esse tipo de dor.

A abordagem alternativa

A medicina alternativa, por outro lado, vê cada corpo humano como uma entidade única, composta não apenas de órgãos e tecidos, mas de espírito, intelecto e emoção. De acordo com esses princípios, a saúde — e uma coluna saudável — só pode existir quando todos esses componentes atuam em equilíbrio entre si e de forma coordenada com os ritmos e ciclos naturais do corpo. Quando este cai num estado de desequilíbrio, a medicina natural sugere que a harmonia lhe seja devolvida, através de uma alimentação correta, pela estimulação dos órgãos por meio de exercícios regulares e proporcionando-lhe o repouso e o relaxamento de que necessita para regenerar-se. A medicina natural oferece diferentes tipos de agentes terapêuticos, tais como ervas e óleos essenciais, que derivam diretamente da natureza, destinando-se, assim, a ajudar o corpo a curar a si mesmo.

Hoje, mais e mais pessoas estão-se voltando para um ou mais métodos naturais que as orientem no processo de recuperação da saúde. Esses métodos incluem as abordagens descritas posteriormente neste capítulo e discutidas detalhadamente no decorrer de todo o livro — exercícios, meditação e relaxamento, dieta e nutrição, manipulação do corpo e massagem, quiroprática e osteopatia, Medicina Chinesa (incluindo acupuntura), Medicina Ayurvédica, fitoterapia, aromaterapia e homeopatia — bem como uma série de outras. Todavia, antes de decidir buscar ajuda para o seu problema de coluna fora do universo da medicina tradicional, poderia ser útil compreender melhor algumas dessas diferentes alternativas.

Por que a medicina natural?

Se a medicina moderna está tão avançada, você poderia questionar, por que preocupar-se em explorar outros tipos de tratamento e cura, especialmente aqueles que requerem grande esforço de sua parte, como exercícios, alimentação correta e mudanças em outros aspectos de sua vida diária?

Para responder a essa pergunta, faça a você mesmo uma outra: as modernas técnicas médicas realmente resolveram seu problema de dor nas costas? Você é um dos milhões de norte-americanos que continuam a sentir dor, apesar de ter gastado muito tempo, energia e dinheiro com radiografias, cirurgias e/ou analgésicos? Além disso, talvez esteja informado, talvez não, de que a medicina natural difere da medicina moderna, de maneira positiva, nos seguintes pontos:

A medicina natural...

...é mais segura do que a farmacologia e a cirurgia. A medicina alternativa atua auxiliando o corpo a curar a si mesmo, baseando-se na sabedoria inata do corpo humano de recuperar o equilíbrio. Os medicamentos, por outro lado, agem assumindo as funções do corpo ou mascarando a dor que poderia, ao contrário, ajudá-lo a se proteger contra outros danos. O corpo, nesse caso, nunca fica totalmente curado, mas é simplesmente compelido

a funcionar por meio de uma substância alheia a ele. Além disso, os medicamentos geralmente têm efeitos colaterais — tais como sonolência ou confusão mental, comuns a vários analgésicos, ou problemas gástricos relacionados com a aspirina — os quais podem ser evitados pelo uso de ervas, óleos e outros remédios naturais. A cirurgia, desnecessário dizer, constitui-se num método invasivo, com freqüência doloroso, podendo até causar deformações. Se puder ser evitada, deveria sê-lo.

...concentra-se no indivíduo e não na enfermidade. Os profissionais que trabalham com a medicina natural reconhecem que cada pessoa com dor nas costas desenvolveu o problema sob um diferente conjunto de circunstâncias. Já que não existe uma causa única para esse tipo de dor, nenhum tipo particular de tratamento irá curá-la. O alívio da dor nas costas por meio de métodos holísticos não implica uma mera receita ou cirurgia, mas um plano abrangente que reconheça a estrutura emocional, espiritual e física únicas de cada indivíduo.

...ocupa-se do corpo como um todo. Como discutiremos mais amplamente no Capítulo 3, a coluna vertebral e os músculos das costas não funcionam isoladamente do restante do corpo nem deixam de ser afetados pelas emoções, pensamentos ou estressores externos. Enquanto o ortopedista cirurgião tradicional se concentra na reparação ou remoção de um disco, o quiroprático, como aquele consultado por Melissa, trata a pessoa como um todo — os músculos das costas e os problemas físicos e emocionais descobertos distantes da fonte de dor.

...leva em consideração o componente emocional da saúde. Embora esteja claro que as pressões externas e/ou os conflitos emocionais exercem um impacto direto sobre a capacidade de o corpo funcionar com equilíbrio e de forma saudável, a medicina ocidental tem dificuldade para encontrar meios de usar esse conhecimento na prevenção ou no tratamento de doenças, especialmente as crônicas ou endêmicas, como a dor na coluna. A medicina natural não apenas reconhece o papel integral que nossas emoções desempenham na manutenção do equilíbrio que conhecemos como saúde, mas seus métodos usam os fatores emocionais para criar um plano de tratamento abrangente para quase qualquer doença ou desordem.

...é preventiva, além de ser terapêutica. O objetivo da medicina natural é manter o estado de equilíbrio natural do corpo. As pessoas que recorrem regularmente a um quiroprático ou a um osteopata para tratar de algum problema de saúde (por exemplo, alergia), provavelmente nunca sofrerão de dores nas costas causadas por um desalinhamento das vértebras porque a

coluna vertebral estará sempre alinhada pelo tratamento. Portanto as abordagens naturais são realmente preventivas, no sentido de que podem manter funções e resolver problemas antes que os sintomas apareçam. Um outro benefício do tratamento natural para sua desordem de coluna é a descoberta de que outros problemas de saúde desaparecerão juntamente com a dor.

...ajuda-o a encontrar o ritmo natural de saúde. Seu corpo é um admirável sistema de ações e reações bioquímicas, que lhe permitem respirar, digerir os alimentos, sonhar e ter esperança. As abordagens naturais de restauração e manutenção da saúde permitem que seu corpo funcione como foi determinado pela natureza, sem utilizar agentes farmacêuticos artificiais e potencialmente causadores de efeitos colaterais.

A MEDICINA NATURAL SERVE PARA VOCÊ?

Pelas razões descritas acima, talvez você decida juntar-se a Melissa e a milhões de outros norte-americanos na exploração de um ou mais remédios naturais, com o objetivo de devolver a seu corpo o estado anterior de saúde e, assim, aliviar a dor que está destruindo sua vida. Contudo, é importante reconhecer que, para alcançar a verdadeira saúde, são necessários tempo e compromisso. Além disso existem aspectos do tratamento alternativo de saúde com os quais você poderá não estar familiarizado e, pelo menos no princípio, poderá achar desconfortáveis. A maioria das formas de terapia alternativa, por exemplo, exige que você adquira um conhecimento maior de seu corpo através do exercício e da massagem. Você terá, ainda, que se habituar à idéia de que o terapeuta tocará seu corpo durante o exame e as sessões de tratamento, muito mais do que normalmente ocorre na medicina ortodoxa.

Para usufruir o maior benefício possível ao optar pela medicina natural, você também precisará aprender a realmente relaxar seu corpo e sua mente. Para muitas pessoas, essa experiência implica a análise de questões emocionais e espirituais que podem ter sido ignoradas ou reprimidas durante anos. Conquanto seja estimulante e fundamentalmente saudável, esse trabalho requer uma força especial de sua parte e apoio, tanto profissional quanto dos membros de sua família.

Para a grande maioria das pessoas que decide substituir ou complementar o tratamento tradicional com métodos mais naturais, os benefícios superam em muito o tempo extra e o compromisso necessários. Mais adiante, neste capítulo, descreveremos algumas das abordagens alternativas disponíveis para ajudá-lo a solucionar o problema de suas costas. Enquanto isso, considere o teste abaixo; ele poderá ajudá-lo a encontrar respostas para dúvidas que você tenha sobre a medicina alternativa, e lhe revelar se é possível adequá-la à sua vida.

MEDICINA ALTERNATIVA
TESTE RÁPIDO

As perguntas deste teste focalizam quatro questões diferentes, envolvidas na maioria das abordagens alternativas de saúde. As quatro perguntas da Parte A concentram-se nos aspectos físicos; a Parte B, na nutrição, a Parte C, no aspecto emocional da saúde e a Parte D, em matérias práticas. Responda sim ou não a essas perguntas, examinando depois o guia de respostas para descobrir o que você deveria buscar ou evitar, quando escolher a terapia alternativa.

Parte A

1a. Consigo aceitar a idéia de ser massageado ou tocado por um profissional qualificado. ___
2a. Estou preparado para aceitar algum desconforto durante o tratamento. ___
3a. Não tenho receio de agulhas. ___
4a. Aprecio o exercício físico e estou disposto a incluí-lo de modo permanente em minha vida. ___

Parte B

1b. Estou disposto a mudar minha alimentação. ___
2b. Estou disposto a aprender a respeito de nutrição. ___
3b. Preparo a maior parte de minhas refeições em casa. ___
4b. Aceito o princípio de que vitaminas e minerais são úteis no tratamento de doenças. ___

Parte C

1c. Aceito o fato de que as emoções desempenham um papel na saúde e na cura. ___
2c. Estou disposto a analisar meus sentimentos. ___

3c. Compreendo que a restauração da saúde de meu corpo levará tempo e esforço. ___
4c. Sigo hoje rotinas de meditação ou relaxamento como parte integrante de minha vida diária ou gostaria de fazê-lo no futuro. ___

Parte D

1d. Tenho fácil acesso a um ou mais profissionais que exercem a medicina alternativa. ___
2d. Disponho de tempo e estou decidido a marcar horário e a comparecer às sessões de tratamento alternativo. ___
3d. Tenho à minha disposição alguma fonte de recursos financeiros, para pagar pelos tratamentos alternativos. ___
4d. Posso aceitar terapias alternativas que não tenham sido cientificamente comprovadas. ___

Guia de respostas

Verifique suas respostas. A maioria delas foi "sim"? Houve uma ou mais categorias nas quais respondeu a várias perguntas com um "não"? Como verá no guia abaixo, suas respostas a essas perguntas vão ajudá-lo a encontrar o tipo ou os tipos de tratamento natural que melhor se adapte à sua personalidade e às suas necessidades.

A. O físico. Muitas abordagens naturais de tratamento exigem que o paciente estabeleça um novo relacionamento com seu corpo e, em alguns casos, com seu médico e terapeuta. Se lhe desagrada ser tocado por seu médico, os tratamentos que utilizam a manipulação física como parte do método terapêutico podem ser inadequados para você. Da mesma forma, se tem medo de agulhas, a acupuntura não será o tipo de tratamento com o qual se sentirá mais à vontade, a menos que consiga libertar-se desse medo. O fato de se sentir tenso enquanto se submete ao tratamento estará em conflito direto com o estado de equilíbrio que é o objetivo da medicina natural.

Entretanto, uma vez que a massagem, a quiroprática e a acupuntura encontram-se entre os tratamentos alternativos mais eficazes para as dores nas costas, talvez seja conveniente para você tentar superar seus medos e aversões com o auxílio de um terapeuta compreensivo. Ele estará ainda em condições de ajudá-lo a usar a filosofia subjacente ao tratamento, sem forçá-lo a submeter-se a qualquer método terapêutico que o faça sentir-se desconfortável.

Finalmente, logo precisará responder com um sonoro "sim" à pergunta 4a: o exercício deverá tornar-se parte de sua vida se você pretende solucionar seu problema de dor nas costas. O alongamento e o fortalecimento dos músculos das costas, dos quadris e os abdominais encontram-se em primeiro lugar no esquema de tratamento. Também lhe poderá ser exigido que desenvolva sua saúde como um todo, incluindo uma atividade aeróbica de baixo impacto, com a finalidade de manter seu peso e sistema cardiovascular saudáveis.

B. A alimentação. A manutenção de um peso adequado, pela ingestão de alimentos corretos, em quantidades corretas, é geralmente um fator crítico no tratamento da dor nas costas. A redução de gorduras, adição de fibras e eliminação do açúcar e do café são apenas algumas das mudanças na alimentação que provavelmente necessitará fazer, para que possa reequilibrar seu organismo. Além disso, em indivíduos suscetíveis, alguns tipos de alimentos poderão desencadear e/ou agravar o processo inflamatório, que é acompanhado de inchaço e dor. Dependerá de você e de seu terapeuta holístico trabalhar com essas questões nutricionais, na medida em que elas se aplicarem a você.

Como verá no Capítulo 6, contudo, você não deveria sentir-se perturbado com a perspectiva de iniciar uma "dieta". Mudanças nos seus hábitos alimentares podem ser feitas de forma relativamente lenta, a longo prazo, até que os novos hábitos se tornem naturais e agradáveis.

C. O emocional. Talvez a diferença mais importante entre a medicina tradicional e a alternativa seja a maneira como o aspecto emocional da vida é encarado. Para tratar seu caso de dor nas costas, por exemplo, um terapeuta holístico lhe fará uma série de perguntas sobre sua auto-estima, família e relacionamentos profissionais e sobre o nível de *stress* sob o qual você vive. Essas questões são tão importantes para um diagnóstico preciso e para o desenvolvimento de um plano eficaz de tratamento quanto sua forma física ou a condição de seus discos espinhais. Uma vez que o equilíbrio emocional é um dos objetivos fundamentais da medicina natural, aprender a reduzir a quantidade de *stress* na vida e lidar melhor com aquele que ainda permanecer, são tarefas importantíssimas para qualquer pessoa que queira resolver seu problema de dor nas costas. Tal abordagem,

DICAS PARA AS SUAS COSTAS

CARREGUE COM CUIDADO

Se tiver que carregar objetos pesados, mantenha-os próximos de seu corpo, à altura da cintura. Evite sacolas quando fizer suas compras; carregar volumes pesados com o braço totalmente esticado exerce uma pressão indevida sobre a parte inferior da coluna. Em vez disso, embale suas compras em sacos de papel e os carregue com ambos os braços.

porém, requer investimento de tempo e energia numa área de sua vida que você possivelmente negligenciou no passado. O Capítulo 5 o ajudará a iniciar esse processo.

D. O aspecto prático. Totalmente independentes dos fatores pessoais que podem conduzi-lo a uma forma particular de tratamento físico, há questões práticas que você também deveria considerar. Em primeiro lugar, e mais importante, está o acesso que você tem a fontes de tratamentos alternativos. Se tiver que dirigir várias horas até o consultório de um homeopata ou acupunturista para tratar de um problema crônico como a dor nas costas, isso poderá tornar-se impraticável. O tempo é uma outra consideração a ser feita; muitas terapias alternativas exigem consultas mais freqüentes ao terapeuta do que você está habituado a fazer em relação a um médico tradicional. Por exemplo, a acupuntura e a quiroprática, em particular, consomem bastante tempo, por necessitarem, normalmente, de sessões freqüentes e contínuas. O dinheiro é outro obstáculo para algumas pessoas, uma vez que a maior parte dos seguros-saúde, hoje, não cobre gastos com a medicina alternativa.

Finalmente, mais uma questão de ordem prática sobre a qual deve refletir é o seu compromisso com o processo de cura natural. Muitos tratamentos alternativos, embora venham sendo praticados em outras culturas há séculos, não foram comprovados, de acordo com os padrões médicos ocidentais. (Na verdade, até mesmo inúmeros medicamentos usados no Ocidente não foram realmente "comprovados", segundo esses padrões ideais; qualquer pessoa que tomar uma aspirina para dor de cabeça poderá atestar esta afirmação — algumas vezes ela faz efeito, outras, não.) Se você for uma pessoa que necessita compreender a base científica de uma terapia, algumas destas alternativas — a homeopatia e a medicina ayurvédica, para citar exemplos — podem-lhe parecer muito duvidosas no momento.

Como você pode observar, a escolha do tipo de tratamento alternativo que melhor se adapta a você poderá implicar a consideração de sua vida, seu corpo e espírito sob novas perspectivas. Já que os remédios naturais são seguros e relativamente isentos de efeitos colaterais, você terá uma certa liberdade para testar algumas terapias diferentes, antes de escolher uma delas. Felizmente, um grande número de terapeutas holísticos tem mais de uma especialidade ou faz parte de um grupo de especialistas. Enquanto tal escolha não ocorre, este livro tem como meta ajudá-lo a analisar as várias terapias alternativas disponíveis, avaliando quais delas poderão funcionar melhor para você.

Nove abordagens naturalistas para prevenir e aliviar as dores nas costas

Antes de descrever as várias abordagens compreendidas no presente trabalho, é importante enfatizar que você deverá consultar um médico tradicional para uma avaliação de suas dores nas costas. Ao se beneficiar das vantagens dos procedimentos diagnósticos tradicionais, estará apto a afastar desordens médicas sérias, tais como tumores, infecções e problemas estruturais, como a osteoporose e lesões de discos, que podem ser a origem de sua dor nas costas.

Dito isso, se você for como a maioria das pessoas que sofre de dores nas costas, a medicina moderna provavelmente lhe oferecerá pouca esperança de cura permanente para seu problema. A boa notícia é que há uma grande possibilidade de você trazer dentro de si mesmo a solução para esse problema: seu próprio corpo é capaz de curar-se se os ingredientes e o ambiente corretos lhe forem proporcionados.

Nossas alternativas de primeira e segunda linhas incluem três métodos de auto-ajuda: exercícios, redução de *stress*, dieta e nutrição. Essas são mudanças que você mesmo pode fazer, a menos que precise ter a permissão de um médico ou terapeuta para começar um novo programa de exercícios.

Além disso, aprenderá outras seis técnicas que o ajudarão em sua busca de cuidados seguros e confortáveis com a saúde. Cada uma delas deriva de um sistema de pensamento bastante diferente e, de maneira geral, vai requerer uma quantidade maior de informações para que você possa dominá-la. Contudo, as informações básicas fornecidas neste e nos capítulos que se seguem o auxiliarão a decidir pela melhor alternativa.

Alternativas de primeira linha

Exercícios. Uma vez que a maior parte dos casos de dores nas costas pode se originar de lesões musculares, de tendões e/ou de ligamentos, não deveria surpreender o fato de que o melhor método isolado de prevenção e alívio da dor nas costas está no alongamento e fortalecimento desses tecidos. No Capítulo 4, mostraremos alguns dos melhores exercícios para a coluna, além de descrever um programa geral de condicionamento físico, criado para condicionar seu corpo como um todo, incluindo seu sistema cardiovascular, que é responsável pela distribuição de oxigênio e nutrientes essenciais a todas as células de seu corpo humano.

Relaxamento e visualização. A relação entre o *stress* e a dor crônica nas costas tem sido bem documentada; o Capítulo 5 o guiará através de vários métodos destinados a ajudá-lo no reconhecimento e na liberação de seu tipo particular de *stress* negativo. Esses métodos incluem, entre outros, exercícios de relaxamento progressivo, meditação, visualização e *biofeedback*.

Dieta e alimentação. O Capítulo 6 discute a ligação entre o que comemos e como nos sentimos, especificamente as alergias a alimentos e seu impacto sobre o processo inflamatório. Nesse capítulo, são esboçados os princípios de descoberta e tratamento das reações aos alimentos e serão relacionadas recomendações específicas quanto à alimentação. Além disso, será fornecida uma lista de suplementos alimentares, conhecidos por ajudarem a diminuir problemas na coluna lombar, como o magnésio e a vitamina B6.

Alternativas de segunda linha

Manipulação do corpo e massagem. No Capítulo 7, você lerá a respeito da conscientização de diferentes movimentos e de terapias por meio da massagem, como, por exemplo, a Técnica de Alexander e o *rolfing*, que busca aliviar as dores existentes e realinhar o corpo, com a finalidade de prevenir problemas futuros com os músculos e os tendões das costas. Algumas dessas terapias requer a participação de um profissional treinado, outras você poderá aprender a fazer sozinho, sob orientação.

Quiroprática e osteopatia. O Capítulo 8 lhe permitirá familiarizar-se com dois ramos da medicina alternativa relacionados entre si: a quiroprática e a osteopatia. De acordo com a teoria subjacente ao tratamento quiroprático, a coluna vertebral é uma fonte da qual deriva a inteligência inata do corpo. Se as vértebras não estiverem adequadamente alinhadas, além de as costas doerem, todo o corpo poderá sofrer também, uma vez que essa inteligência inata ficará impossibilitada de fluir para outros órgãos e tecidos.

A osteopatia constitui um outro sistema, no qual o ajuste da estrutura do corpo poderá ajudar a melhorar a função do mesmo. Os osteopatas recebem treinamento médico tradicional (seu grau, doutor em osteopatia ou D.O., equivale ao de doutor em medicina ou M.D.), mas esse treinamento inclui cursos que tratam do ajuste da coluna e de outras estruturas do esqueleto, com o objetivo de aliviar a dor e melhorar o movimento e a circulação.

Medicina chinesa. Tendo origem no sistema secular utilizado pela medicina chinesa tradicional, a acupuntura considera a saúde não apenas como a ausência de enfermidades, mas também como a capacidade de se manter um ambiente interior equilibrado e harmonioso. Ela é baseada no conceito de que a humanidade faz parte de uma criação mais ampla — o próprio universo — estando, portanto, sujeita às mesmas leis que governam as estrelas, o solo e os mares. O Capítulo 9 explica essa notável filosofia e sua relevância no tratamento da dor nas costas, abordando as técnicas de acupuntura e os princípios básicos da fitoterapia chinesa, oferecendo, ainda, vários exercícios, conhecidos como *qi-gong*, criados com o objetivo de aliviar a dor nas costas.

Medicina ayurvédica. Baseado num sistema desenvolvido na Índia por volta do século V a.C., o Ayurveda, assim como a Medicina Chinesa, considera a saúde dentro de um contexto universal. No interior do corpo humano existem forças universais que se manifestam como uma energia ou força vital, chamada prana. O prana proporciona a todo ser humano vitalidade e resistência para viver em harmonia com o universo, oferecendo ao corpo o poder de curar a si mesmo. No Capítulo 10, você verá como um terapeuta ayurvédico consideraria uma pessoa com queixa de dor nas costas e como ela seria tratada de acordo com os princípios ayurvédicos. Esse tratamento geralmente inclui dieta, yoga, ervas e exercícios de meditação.

Fitoterapia e aromaterapia. A fitoterapia e outro membro da mesma família, a aromaterapia, utilizam plantas e ervas para estimular o corpo a voltar ao estado de equilíbrio interno que chamamos de saúde, contribuindo para a cura natural. Embora as ervas sejam de fato medicamentos, elas são mais seguras do que as drogas químicas por serem menos potentes, porque o corpo as reconhece melhor como substâncias naturais e porque normalmente são usadas em combinações que minimizam seus efeitos colaterais. Os óleos essenciais usados na aromaterapia exalam fragrâncias, que vêm sendo utilizadas como um componente do tratamento médico há séculos. Derivados das plantas, cada um dos óleos tem um aroma diferenciado, que estimula uma série de respostas emocionais e psicológicas, as quais, por sua vez, causam certas reações físicas que concorrem para a cura do corpo. A maneira como as ervas e os óleos são empregados no tratamento das dores nas costas será discutida no Capítulo 11.

Homeopatia. O Capítulo 12 explora a homeopatia e sua relação com a dor nas costas. A homeopatia, um sistema médico que visa mobilizar o poder de cura do próprio corpo, para que esse lute contra as doenças e mantenha a saúde, foi desenvolvida no início do século XIX pelo cientista alemão Samuel Hahnemann. Ela se fundamenta no princípio de que o "semelhante cura semelhante". Os médicos homeopatas acreditam que os medicamentos deveriam ser indicados não para se opor aos sintomas de uma doença, como ocorre na medicina ortodoxa, mas com o objetivo de estimular o corpo a curar-se sozinho. Uma vez que a dor nas costas envolve inchaço e sensibilidade devido à inflamação, os remédios homeopáticos se concentram em ajudar o corpo a reverter esse processo.

Seguindo-se aos capítulos sobre os aspectos básicos dos tratamentos alternativos para a dor nas costas, o Capítulo 13 aborda e responde algumas das dúvidas mais comuns sobre medicina alternativa e dor nas costas, com o intuito de guiá-lo na busca do alívio para a dor e da saúde geral. Enquanto isso, o Capítulo 2 vai ajudá-lo a descobrir se o modo como fica em pé, caminha, faz exercícios, come e lida com o *stress* está contribuindo para o problema nas suas costas.

"O corpo
nunca mente."

Martha Graham

Dor nas Costas: Avaliação e Redução de Risco

2

A medicina moderna necessita ainda encontrar soluções para problemas crônicos de saúde apresentados atualmente pela maioria dos norte-americanos. Procedimentos diagnósticos de alta tecnologia, drogas sofisticadas e técnicas cirúrgicas cada vez mais intricadas parecem não nos ter tornado menos suscetíveis a afecções onipresentes, como as doenças do coração e o acidente vascular cerebral, diabetes e câncer, asma e artrite. Essas enfermidades crônicas, incluindo a dor nas costas, são tão complexas em sua origem e dependem tão amplamente daquilo que chamamos "fatores decorrentes do estilo de vida" que métodos padronizados de diagnóstico e tratamento se mostram, em geral, ineficazes.

Para descobrir como seu estilo de vida poderia estar contribuindo para o seu caso particular de dor nas costas, responda às seguintes perguntas da maneira mais honesta e objetiva que puder.

TESTE SOBRE OS FATORES DECORRENTES DO ESTILO DE VIDA

Hábitos diários

1. Você se exercita regularmente e, em caso positivo, já foi orientado por um treinador qualificado?
2. Você tende a adotar uma postura incorreta?
3. Tem tendência para arquear demasiadamente a coluna?
4. Você está com excesso de peso ou abaixo do peso normal?
5. Toma cuidados especiais com sua alimentação?
6. Em que posição costuma dormir?
7. Seu colchão é firme?
8. Seus calçados são de tamanho adequado?
9. Você usa sapatos com saltos mais altos do que cinco centímetros?
10. Quantas horas por dia assiste televisão?
11. Você fuma cigarros?

Sua vida no trabalho

12. Seu trabalho exige que levante muito peso?
13. Você faz trabalhos domésticos, ou de algum outro tipo, que requeiram constantes flexões das costas?
14. Você faz movimentos desajeitados e/ou repetitivos que envolvam os músculos dos ombros, costas, quadris ou pernas?
15. Permanece sedentário por muitas horas todos os dias?
16. Seu trabalho exige que dirija regularmente um automóvel durante longos períodos de tempo?

Características emocionais e psicológicas

17. Sente, de maneira geral, que tem controle sobre seu trabalho e/ou vida familiar?
18. Você tem propensão para explosões de raiva?
19. Pensamentos sobre o futuro o fazem sentir-se amedrontado ou ansioso?
20. Quando confrontado com mudanças, inclina-se a demonstrar resistência às mesmas?
21. Você se considera otimista ou pessimista?
22. É capaz de tomar decisões facilmente?
23. Comporta-se, com freqüência, de modo dispersivo, desorganizado e confuso?
24. Sente-se freqüentemente submetido a pressões com as quais não consegue lidar?

Depois de ter respondido a essas 24 perguntas e ter lido os parágrafos que se seguem, obterá uma compreensão melhor daquilo que poderia estar contribuindo para sua dor nas costas; receberá ainda conselhos práticos para reduzi-la ou livrar-se completamente dela no futuro. Verá que as mudanças no seu estilo de vida — o aumento dos níveis de atividade, alterações em sua dieta alimentar e hábitos no trabalho, além da conscientização dos efeitos de suas emoções sobre sua saúde — poderão se constituir na chave para aliviar seus problemas de coluna.

Hábitos diários

Pergunta 1: exercícios. À primeira vista, a resposta "correta" para essa pergunta parece óbvia. Todos tendemos a acreditar que a atividade física nos faz bem e que, quanto mais nos exercitarmos, melhor ficaremos. De qualquer forma, adotamos essa teoria. A verdade, contudo, é um pouco mais complicada.

Sem dúvida, o bom condicionamento físico representa um dos fatores mais importantes para a manutenção de uma boa saúde de modo geral e para a saúde de sua coluna em particular. Todos os músculos de seu corpo — incluindo aquele que trabalha mais, o coração — necessitam ser mantidos fortes, para que você leve uma vida ativa e para que suas costas fiquem livres da dor.

Infelizmente, poucos de nós chegam a uma boa forma física naturalmente. Algumas pessoas passam seus dias no trabalho ou em casa, permanecendo sentadas ou em pé por longos períodos de tempo. Outras usam somente um pequeno grupo de músculos, repetidamente, na execução de trabalhos pesados, como se curvar para pegar um bebê centenas de vezes, todas as tardes, ou erguer pesadas caixas, carregando e descarregando caminhões, durante todo o dia. Em qualquer dessas situações, a maioria dos norte-americanos acaba por desenvolver um corpo que não corresponde ao que a natureza pretendia que fosse — equilibrado e bem-proporcionado, forte e flexível da cabeça aos pés, sem nenhum grupo muscular negligenciado ou superdesenvolvido.

É nessas circunstâncias que um programa regular de exercícios se torna necessário. Como discutiremos detalhadamente no Capítulo 4, uma rotina de exercícios, desenvolvida e executada de maneira correta é o caminho mais seguro conhecido pelo homem para alcançar a saúde geral e um bom condicionamento físico. Fortalecendo e tonificando os músculos das costas, abdome e parte superior do corpo, especialmente, você poderá descobrir um meio de se libertar de quase todos os problemas crônicos de coluna relacionados com o enfraquecimento dos tecidos.

Entretanto temos que ressaltar a frase *desenvolvida e executada de maneira correta*, antes de continuarmos com esta explanação. Você poderá estar dizendo a si mesmo: "Mas eu *me exercito*. Por que isso não está ajudando a livrar-me da dor nas costas?" Por mais injusto que possa parecer, os exercícios que vem praticando podem ser a base de seu problema. Aqui estão três fatos a ser considerados quando você estiver analisando se os exercícios ou a falta deles contribuem para as suas dores nas costas:

- *Escolha um programa de exercícios que seja adequado para você*. Como qualquer outro aspecto da saúde física e mental, a prática de exercícios se constitui numa questão extremamente pessoal. Você escolheu uma rotina de exercícios que lhe agrada? Sente-se bem enquanto os realiza? Se isso não ocorrer, não importa quantos quilômetros você corre ou quanto peso levanta. Poderá muito bem estar-se prejudicando, mais do que obtendo benefícios com essa atividade. Seu vizinho talvez tenha uma constituição física e mental que se adaptam perfeitamente à corrida matinal diária, enquanto seu corpo e mente trabalham de tal forma que a yoga, a esgrima ou simples caminhadas o aproximariam mais do estado de harmonia e equilíbrio necessário à saúde. Preste atenção em como seu corpo se sente com os exercícios.
- *Considere os exercícios como um processo e não como um acontecimento ocasional*. Você fica sentado o dia todo, de segunda a sexta-feira, para então transformar-se num Troy Aikman nos fins de semana? Essa "síndrome do guerreiro de fins de semana" é a causa de muitas lesões relacionadas a esportes, e mais de um caso de dor crônica na coluna vertebral se deve a minúsculas e repetidas rupturas de ligamentos e tendões, causadas por um excesso de entusiasmo em tacadas de tênis ou de golfe.
- *Use a forma correta*. Você tem certeza de estar realizando os exercícios corretamente? A forma correta é a chave para se obter o máximo de benefícios — com um mínimo de riscos — em qualquer tipo de programa de exercícios ou de condicionamento físico. Se estiver exercitando-se regularmente e perceber que isso contribui para a sua dor nas costas, você deveria procurar um instrutor capaz de monito-

rar a forma pela qual pratica sua atividade esportiva. Aprenderá mais sobre exercícios para a coluna no Capítulo 4.

Perguntas 2 e 3: postura. Estas perguntas dizem respeito talvez ao mais fundamental, porém negligenciado, aspecto de nossa saúde: a maneira como mantemos nosso corpo quando estamos em pé. Sua mãe tinha razão quando lhe dizia para "endireitar as costas". Ao permitir permanentemente que seu corpo fique em pé ou sentado numa posição de desalinhamento — curvando-se para a frente ou arqueando as costas para trás — poderá ter que pagar um preço desagradável quanto ao seu bem-estar físico e até mesmo mental e, portanto, também no que se refere à saúde de suas costas.

Seus ombros se curvam para a frente? Em caso positivo, poderá ter encontrado a razão para a dor crônica nas costas que o levou a comprar este livro. Essa postura faz incidir uma pressão até 15 vezes maior sobre a coluna vertebral do que quando se mantém postura ereta, afetando ainda a quantidade de oxigênio que inspira, necessário para alimentar os músculos e órgãos de seu corpo.

Você se mantém numa postura militar, com a cabeça e os ombros empurrados para trás e os joelhos enrijecidos? Nesse caso, não estará em condições muito melhores do que aqueles que se curvam para a frente, em termos da saúde de suas costas. O ato de forçar a coluna para trás, resultante daquilo que alguns de nós acreditam erroneamente ser "uma postura ereta", exerce demasiada tensão sobre a espinha, joelhos e ombros. Um abdome saliente, causado por excesso de gordura, pela falta de tônus muscular ou pela gravidez podem também fazer com que a pessoa se curve para trás.

Eis alguns conselhos para manter sua coluna reta enquanto você está em pé: pense que seu corpo consiste de blocos interligados, que devem manter-se uns sobre os outros em perfeita ordem — a cabeça sobre o pescoço e a coluna vertebral, o pescoço sobre a caixa torácica, essa, sobre a pelve, a pelve sobre as coxas, as coxas sobre a parte inferior das pernas, essas sobre os tornozelos, e os tornozelos, sobre os pés. Agora fique em frente a um espelho, numa postura natural, e observe seu perfil. Você deveria ser capaz de traçar uma linha reta, começando na parte frontal de sua orelha e descendo através do ombro, centro da bacia, patela e osso do tornozelo. (A figura 1 poderá ajudá-lo a traçar essa linha.) Se tal postura não ocorrer naturalmente para você, seria útil praticar a *inclinação pélvica*, na qual suas nádegas são comprimidas sob o abdome, enquanto você contrai os músculos abdominais.

Aqui estão mais algumas sugestões sobre como permanecer em pé, especialmente se tiver que fazê-lo por longos períodos de tempo:

- Mude de posição com freqüência. Permanecer numa única posição poderá causar fadiga muscular em suas costas e abdome.
- Repouse um dos pés sobre alguma coisa — o suporte lateral de um banco ou a parte de baixo de um balcão o ajudará a manter um pé a cerca de 15 a 20 centímetros do chão quando ficar em pé ou sentado durante muito tempo. Essa é uma maneira fácil e natural de manter uma inclinação pélvica apropriada.
- Observe sua postura com freqüência. Reajuste-a sempre que necessário, para manter uma forma adequada.
- Use calçados confortáveis, de saltos baixos. Não há nada como um par de sapatos apertados para tirá-lo da postura correta.

Pergunta 4: aparência do corpo. Você está com excesso de peso de pelo menos cinco quilos? Ou está abaixo do peso normalmente estabelecido para uma pessoa com sua altura? Você está grávida? Se responder "sim" a qualquer dessas perguntas relativas à forma do corpo, você poderá estar correndo sério risco de desenvolver tensão e dor nas costas.

Provavelmente, você já percebeu que utilizamos freqüentemente a palavra "equilíbrio" quando a questão da saúde é abordada. Esse conceito é particularmente importante quando discutimos a maneira pela qual a forma do corpo está relacionada com a saúde e com a boa forma da coluna. A obesidade, especialmente se você carrega grande parte de seu excesso de peso no abdome ou no peito, exerce uma pressão extra sobre a região lombar. Os músculos de suas costas têm que executar um trabalho mais intenso para mantê-lo numa posição ereta, e quanto maior o esforço, mais vulneráveis às lesões eles se tornam.

Por outro lado, ser magro demais também acarreta riscos. Se você pesa significativamente menos do que o recomendado para sua altura, é provável que seus músculos sejam subdesenvolvidos e, portanto, falte-lhes a força necessária para manter seu corpo em alinhamento.

As mulheres estão sujeitas a duas questões específicas, relacionadas com a forma do corpo e com a dor nas costas. Mulheres com mamas muito grandes e as grávidas correm risco particularmente alto de apresentar dores nas

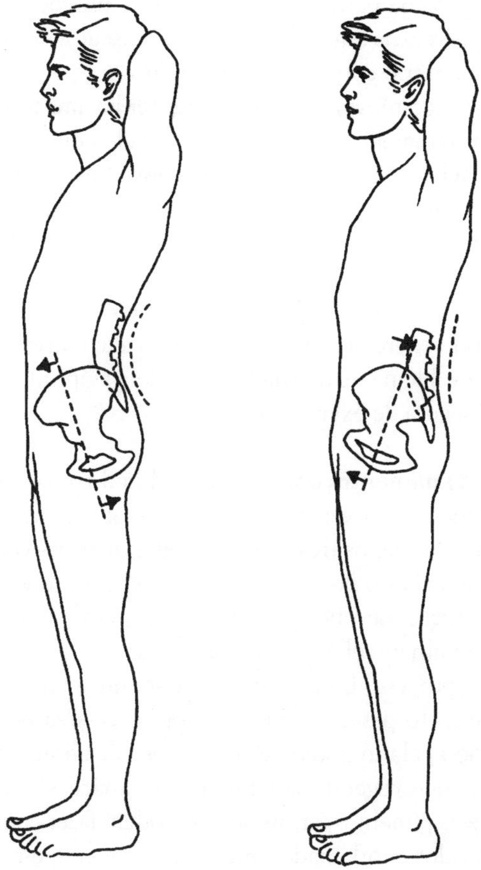

A B

Inclinação pélvica

*(**a**) Observe a maneira pela qual a coluna está vergada, a pelve arqueada para trás e os joelhos rígidos. Essa postura com freqüência leva a uma dor crônica nas costas. (**b**) Aqui você pode ver a "inclinação pélvica" em ação: a pelve gira para a frente, alinhando a espinha e removendo a curvatura das costas; os joelhos estão relaxados. Pratique esse movimento até que ele se torne natural para você.*

costas, em geral pelas mesmas razões. Em ambos os casos, estão carregando um excesso de peso na parte anterior do corpo, provocando, desse modo, um excesso de pressão na região lombar cujos músculos são amplamente responsáveis por manter o corpo em alinhamento.

Eis algumas sugestões para que você mantenha uma forma corporal saudável: fale com seu médico se estiver preocupado com seu peso. Ele poderá aconselhá-lo a realizar um simples teste para determinar a quantidade de gordura que leva em seu corpo, bem como estabelecer um plano de alimentação e de exercícios com o objetivo de devolver o equilíbrio a seu corpo. Se você for uma mulher com mamas particularmente desenvolvidas, procure usar um sutiã que lhe ofereça apoio suficiente, especialmente quando estiver praticando exercícios. Caso esteja grávida, converse com seu obstetra sobre seu problema de dor nas costas e leia Capítulo 4 para sugestões sobre a prática segura de exercícios.

Pergunta 5: alimentação.Poderá ser difícil para você imaginar que seus hábitos alimentares exerçam um impacto sobre a saúde de sua coluna, porém existem pelo menos três maneiras pelas quais isso ocorre. Primeiro, a ingestão de um excesso de calorias ou a falta delas, todos os dias, o coloca em risco de tornar-se obeso ou abaixo do peso, fazendo com que sua coluna se torne vulnerável à tensão e à pressão.

Segundo, o processo inflamatório, que se inicia tão logo um músculo, tendão ou ligamento passe por uma pressão excessiva ou seja deslocado, pode ser agravado pela ingestão de certos tipos de alimento. Por exemplo, foi demonstrado que vegetais da família da solanáceas, incluindo a berinjela, o tomate e as pimentas, entre outros, podem fazer com que os músculos fiquem doloridos e inflamados, especialmente em pessoas que são alérgicas ou sensíveis a eles.

Em terceiro lugar, uma alimentação pobre em elementos nutritivos, com grande consumo de açúcar e gorduras e ingestão insuficiente de fibras, poderá fazer com que se sinta cansado, produzindo hábitos negligentes quanto à postura e aos exercícios físicos. Além disso, uma alimentação pobre pode contribuir para a prisão de ventre, um fator definitivo no desenvolvimento ou agravamento da dor nas costas em muitas pessoas. Finalmente, se você não consumir os nutrientes apropriados em quantidade suficiente, não estará proporcionando a seu corpo os ingredientes de que necessita para curar tecidos lesados ou para manter seu sistema músculo-esquelético saudável.

No Capítulo 6 discutiremos mais detalhadamente como aprimorar seus hábitos alimentares, tendo em vista a prevenção ou o alívio da dor nas costas. Enquanto isso, avalie com cuidado sua alimentação, elaborando um diário. Anote cada porção de comida que ingere, o horário em que o faz e o efeito, caso haja algum, que ela tem sobre sua disposição emocional e também sobre sua dor nas costas.

Perguntas 6 e 7: padrões de sono. O sono é uma atividade que nenhum de nós deveria encarar como algo automático. Enquanto você dorme, seu corpo e mente são restaurados e rejuvenescidos. Seus tecidos e órgãos têm uma oportunidade de se recuperar de um longo dia de digestão e movimento; por outro lado, seu cérebro desfruta uma pausa na estimulação intelectual e emocional. Se repousar pouco durante um longo intervalo de tempo, correrá um alto risco de ter lesões, doenças e desequilíbrios. Até mesmo uma noite maldormida poderá deixá-lo num estado de fadiga cujo resultado talvez seja uma dor nas costas contínua e desconfortável.

Ao mesmo tempo, como e onde você dorme podem afetar diretamente os músculos de suas costas. Se seu colchão for muito macio, sua espinha ficará fora de alinhamento, tendo que contar com os ligamentos e músculos para manter sua forma normal de um "S". Nesse caso, sua coluna poderá terminar mais cansada pela manhã do que estava quando você foi para a cama à noite.

Usar um colchão duro demais, contudo, também não é a solução, particularmente se você costuma dormir de lado. Essa posição faz com que a curva de sua cintura fique suspensa entre os quadris e os ombros, forçando sua coluna lombar a um grande esforço para manter o alinhamento.

A posição na qual dorme é um outro fator a ser levado em consideração quando estiver avaliando o risco que corre de apresentar dor nas costas ou quando tentar identificar a causa da mesma. Dormir, tanto de costas, como de bruços, resultará num excesso de pressão sobre a parte inferior da espinha.

Aqui estão algumas sugestões para se dormir profundamente e com segurança: ao contrário da crença popular, dormir com uma tábua colocada sob o colchão ou deitar-se no chão *não vão solucionar* seus problemas de dores nas costas. Como foi discutido acima, uma superfície muito dura pode causar lesões tão depressa quanto outra demasiado macia. A maioria das pessoas acha que um colchão firme e uma estrutura de molas representam todo o apoio de que necessita.

Quanto à posição de dormir, a fetal — de lado, com as pernas dobradas em direção ao peito e o queixo delicadamente retraído — parece ser a melhor posição para aqueles que correm o risco de ter dor nas costas ou já foram afligidos pela mesma. Se você tende a dormir de costas ou de bruços, experimente a posição fetal, o mais próximo possível da borda da cama, colocando vários travesseiros atrás de você, de modo que lhe seja difícil virar-se durante a noite. Dessa forma, estará dormindo na posição correta.

Mais uma observação importante: os médicos, tanto aqueles que exercem a medicina tradicional quanto aqueles voltados para a medicina alternativa, freqüentemente recomendam repouso no tratamento das dores nas costas. Sem dúvida, alguns dias na cama, durante a fase mais aguda de uma crise, são necessários para aliviar os espasmos musculares e para reduzir o risco de uma lesão mais grave. Entretanto, ficar deitado por muitos dias, mais de uma semana, no máximo, poderá prejudicá-lo em vez de ajudá-lo, pois seus músculos se tornarão mais fracos com a falta de exercício. Se seu médico lhe prescrever mais de uma semana de repouso para seu problema de coluna, procure certificar-se de que compreendeu as razões que ditaram essa recomendação. Em caso de ainda se sentir desconfortável a respeito do tratamento, procure uma segunda opinião.

Perguntas 8 e 9: calçados. Seus sapatos normalmente o machucam? Seus pés estão cobertos de bolhas ou calos? Em caso positivo, você não é o único. Aproximadamente quatro entre cinco adultos têm dor nos pés e uma alta porcentagem deles também apresenta dor na região lombar. Existe uma relação entre ambas? Certamente. O pé é estruturado para dar ao sistema músculo-esquelético uma base estável de apoio. Se os pés estiverem feridos ou fora de alinhamento ou se os sapatos não tiverem um tamanho apropriado, os efeitos disso poderão fazer-se sentir através das pernas, atingindo a espinha. Qualquer pessoa que tenha tido uma bolha particularmente dolorosa ou um calo num dos pés sabe o que pode significar para as costas mancar por um dia: pontadas, dores e até mesmo um autêntico espasmo muscular.

Da mesma forma como acontece com a dor nas costas, poucos daqueles que têm dores nos pés sofrem de problemas mecânicos ou estruturais nessa região do corpo. Ao contrário, estudos indicam que sapatos inadequados são responsáveis por mais de 80% dos problemas nos pés. A simples substituição de seus sapatos por outros que se adapte melhor aos pés, o ajudará a prevenir não apenas ferimentos dolorosos nos pés mas também futuros problemas na coluna.

Apresento aqui alguns conselhos para manter seus pés saudáveis: as coisas mais importantes que poderá fazer para proteger seus pés e sua coluna lombar incluem comprar e usar calçados apropriados.

- Compre o número correto. Permita que um vendedor experiente meça seus dois pés, utilizando um instrumento de metal chamado escala de Brannock. Sempre coloque todo o seu peso sobre o pé que está sendo medido. Escolha o tamanho dos sapatos pelo pé maior (a maioria de nós tem um pé ligeiramente maior do que o outro).
- Nunca compre sapatos pela manhã, pois seus pés tendem a inchar no decorrer do dia.
- Nunca use sapatos com saltos mais altos do que cinco centímetros.
- Cuide de seus pés regularmente. Corte as unhas, remova calos e trate bolhas para evitar dor desnecessária.
- Invista em calçados adequados para esporte. Se você corre, caminha ou tem aulas de ginástica aeróbica, precisa de tênis que possam dar apoio aos arcos plantares e aos tornozelos. Peça a um terapeuta esportivo e/ou a um vendedor especializado que o ajudem a escolher o melhor calçado para a modalidade que pratica.

Pergunta 10: tempo que passa assistindo televisão. Você prefere assistir televisão em vez de fazer uma caminhada, jogar cartas ou dedicar-se a seu passatempo predileto? Se isso ocorrer, você talvez esteja colocando sua coluna em risco de apresentar dor e tensão. Uma das razões é o fato de que ver televisão se constitui numa atividade sedentária. Você permanecerá sentado numa cadeira ou deitado no sofá, em geral, por horas a fio. Se não apoiar sua coluna adequadamente, poderá terminar com uma dor crônica e importuna nas costas antes que perceba.

Ainda mais importante é o fato de que a maioria de nós assiste televisão porque pensa que isso relaxa. Depois de um longo dia, ligar a televisão parece uma atividade perfeitamente passiva e pacífica. Infelizmente, para muitas pessoas que vêem televisão durante mais de uma ou duas horas de cada vez, ocorre justamente o oposto. Em primeiro lugar, uma atividade longa e passiva como essa leva muitos de nós a se sentirem ansiosos e culpados por estarem "perdendo tempo". Acabamos por ficar inquietos e perturbados, e não relaxados. Segundo, aquilo que vemos poderá exercer sobre nós um impacto emocional forte e negativo. Um estudo demonstrou que aqueles que assistem televisão intensamente desenvolvem uma tendência para desconfiar dos outros e ver-se vivendo num mundo hostil. Uma vez que muitos de nós tendem a represar essa tensão e negatividade dentro do próprio corpo, especificamente nos músculos da coluna lombar, não deve surpreender a evidência de que a dor na coluna pode ser um dos resultados de se assistir televisão demasiadamente.

Aqui vão algumas sugestões para assistir televisão de maneira a não prejudicar sua coluna: todas as coisas boas devem ser feitas com moderação, como diz o provérbio; isso também se aplica à televisão.

- Instale-se comodamente. Assegure-se de que seu "lugar preferido para se sentar" oferece apoio para sua coluna lombar e para seu pescoço.
- Ajuste a altura do aparelho. Se você assiste televisão da cama, coloque o aparelho a pelo menos 1,80m do chão.
- Faça intervalos freqüentes. Levante-se, espreguice-se, ande um pouco.
- Não coma em excesso. Um saco de batatas *fritas* consumido durante cada jogo de futebol pode levar a um aumento de peso de 2,2 kg a 4,5 kg por ano, representando uma tensão e pressão ainda maiores em sua coluna.
- Aprenda a relaxar de maneira mais ativa. Ninguém nega que assistir televisão às vezes pode ser relaxante e divertido. Entretanto, se você costuma se ver preso ao aparelho todas as noites, talvez queira considerar meios menos passivos de passar suas horas de lazer. Junte-se a um grupo de ginástica, aprenda a tricotar, fazer jardinagem, leia um livro, fique mais tempo ao lado de seu cônjuge e de seus filhos.

Pergunta 11: fumo. Os riscos do fumo são tão bem divulgados que você, a essa altura, acredita já conhecer todos eles. Ficará surpreso, portanto, com o fato de que fumar cigarros poderá estar contribuindo para seu caso de dor nas costas. Existem claras indicações de que a nicotina, a substância mais potente na fumaça do cigarro, interfere na circulação sangüínea da espinha, causando anormalidades nas funções biológicas dos discos.

Há somente um conselho para lhe dar a respeito do fumo: pare de fumar o mais depressa possível. Nos EUA, a American Heart Association e a American Lung Association são apenas duas das organizações que você poderá contatar, em busca de orientação para deixar de fumar. Faça-o imediatamente. (Veja o Capítulo 14 para maiores informações.)

SUA VIDA NO TRABALHO

Perguntas 12, 13 e 14: movimentos corporais. Essas perguntas dizem respeito aos movimentos exigidos de seu corpo durante provavelmente um mínimo de quarenta horas semanais. Executados de modo inapropriado, esses movimentos podem muito bem levar a uma dor debilitante nas costas. Esse tipo de dor responde por mais de 31% das lesões relacionadas ao trabalho, todos os anos. Tenha essa informação em mente quando avaliar o risco que seu trabalho talvez represente para a sua saúde.

Qualquer trabalho que requeira erguer objetos pesados ou curvar-se com freqüência exercerá uma pressão extra sobre os músculos da coluna lombar, ombros, flexores dos quadris e nádegas. Esses trabalhos podem variar desde pegar um bebê ou criança pequena no colo, inúmeras vezes por dia, carregar e descarregar caminhões, até montar peças pequenas numa indústria horas a fio. Ao levantarmos um objeto, os discos da coluna vertebral se comprimem. Quanto mais você se dobrar ou curvar seus ombros, como ocorre quando se debruça sobre uma escrivaninha ou mesa de trabalho, mais tempo os músculos da região lombar e dos ombros ficarão num estado de contração.

Ao mesmo tempo, a execução de movimentos menores repetidas vezes, tais como digitar em um teclado ou montar peças industriais, pode causar lesões nos braços e nas mãos, as quais, por sua vez, afetarão a parte superior da coluna e o pescoço.

Seguem-se sugestões para resolver essa questão. Num mundo perfeito, ninguém com problemas na coluna lombar teria que erguer qualquer objeto pesado outra vez. Não é preciso dizer, entretanto, que você provavelmente terá que usar seus músculos para levantar peso num futuro próximo. Para evitar sobrecarregar suas costas enquanto o faz, observe as regras a seguir.

- Use suas pernas. *Sempre* dobre os joelhos, utilizando a força de suas coxas e abdome — não sua coluna — para erguer peso.
- Afaste as pernas. Mantenha seus pés afastados um do outro a uma distância correspondente à largura de seus ombros; um dos pés deverá estar cerca de 15 cm à frente do outro. Essa posição lhe permitirá, mais facilmente, conservar o equilíbrio e a coluna reta.
- Abrace sua carga. Mantenha o objeto que está carregando próximo de seu corpo. Se pegar um peso de cinco quilos, afastando-o cerca de 35 cm de seu corpo, estará levantando o equivalente a aproximadamente 75 quilos.

- Se possível, divida o peso em duas partes iguais, usando ambos os braços para carregá-lo.
- Não se debruce. Ajuste as superfícies de trabalho para que elas fiquem cerca de 5 cm acima do nível dos cotovelos. Curvar-se sobre uma tábua de cortar na cozinha ou dobrar-se sobre uma mesa de ferramentas pode causar uma extrema fadiga na coluna lombar, após apenas algumas horas. A longo prazo, tais movimentos podem levar à dor crônica da coluna lombar.
- Lembre-se de manter a inclinação pélvica — abdome reto e nádegas para dentro — o tempo todo.
- Se possível, substitua suas atividades com freqüência. Muitos empregadores já percebem atualmente os benefícios de um rodízio de tarefas, que tem como finalidade reduzir os riscos de lesões causadas por uma tensão constante e a insatisfação dos funcionários.

Perguntas 15 e 16: pressão causada por um trabalho sedentário. Qualquer pessoa que permaneça sentada por longos períodos de tempo — diante de uma mesa de trabalho, num sofá, ou atrás do volante de um carro — corre um sério risco de desenvolver dor na coluna lombar. A pressão extra que a posição sentada exerce sobre sua coluna lombar advém da maneira pela qual a parte de cima do corpo se inclina para a frente, forçando os músculos das costas a se contraírem para mantê-lo na posição vertical. Se você, além disso, ainda se dobrar ou curvar os ombros, aumentará ainda mais essa pressão.

Seguem-se alguns conselhos para você não sentir dor enquanto permanecer sentado: as regras para uma boa postura se aplicam a seu corpo quando você está sentado ou quando está em pé.

- Observe como cruza as pernas. Faça-o à altura dos tornozelos, não cruze os joelhos.
- Escolha uma cadeira que sustente sua coluna lombar. Para a maioria das pessoas que sofre de dor nas costas, uma cadeira com encosto reto e descanso para os braços, com uma profundidade e largura que permitam ao corpo mover-se, é a mais adequada. A parte saliente do encosto deverá adaptar-se perfeitamente à região mais côncava de suas costas. O assento deverá ser estofado, porém sem que tenha mais de 1,5 cm de altura, aproximadamente, quando você se sentar nele.

- Teste sua cadeira de trabalho. Antes de se decidir por um determinado modelo, fique sentado nela durante 45 minutos a uma hora, no mínimo.
- Não vegete. Levante-se e ande um pouco, pelo menos uma vez a cada meia hora.
- Mantenha uma postura vertical enquanto dirige. Quando for fazê-lo, mova o banco do automóvel para a frente, de maneira que seus joelhos fiquem dobrados, e apóie sua coluna lombar com uma pequena almofada.

SUA VIDA EMOCIONAL

Releia suas respostas às Perguntas 17 a 24. Elas se referem a um assunto que poderá surpreendê-lo ao ver mencionado num livro sobre dores nas costas: sua vida emocional. Porém, a verdade é que se você não analisar seus sentimentos sobre si mesmo e seu lugar no mundo à sua volta, poderá estar perdendo a melhor oportunidade de que dispõe para solucionar seus problemas com as costas.

Você tem consciência de não possuir controle sobre as circunstâncias de sua vida, no trabalho ou em casa? Tem medo do futuro? Sente-se irritado e ressentido a maior parte do tempo? Com freqüência, simplesmente impede-se de sentir qualquer emoção que seja? Se isso ocorrer, lembre-se de que não é a única pessoa a apresentar tais dificuldades. As condições sob as quais vivemos no mundo agitado de hoje fazem com que muitos de nós abriguemos sentimentos de raiva, frustração, medo e impotência — emoções normalmente englobadas naquilo que chamamos de "*stress*". Muitas pessoas, incapazes de reconhecer ou liberar a tensão que as oprime, "retêm" o *stress* dentro de seus corpos. Alguns o fazem em seus estômagos, o que em geral os leva a ter gastrite; outros desenvolvem doenças cardíacas.

No Capítulo 5, analisaremos mais profundamente os elos de ligação entre o aspecto físico e o aspecto emocional de seu corpo. Também abordaremos os meios pelos quais o relaxamento e a meditação podem ser usados por você para obter consciência de seus sentimentos sobre si mesmo e sobre seu mundo, e também para libertar esses sentimentos, desprendendo-os dos pontos de seu corpo — como as costas — onde geralmente ficam armazenados. Enquanto isso, comece a liberar uma parte do excesso de tensão em sua vida, seguindo os conselhos abaixo para aliviar o *stress*:

- Mantenha um diário emocional. Anote o que estava sentindo um pouco antes e durante o episódio de dor nas costas, para ver se existe um padrão de relacionamento entre seus sentimentos e seu problema físico.
- Deixe seus sentimentos virem à tona. Se perceber que tem reprimido raiva ou frustração regularmente, tente encontrar algumas válvulas de escape sadias para essas emoções negativas, como exercícios físicos ou uma conversa com um terapeuta.

A essa altura, você já aprendeu a respeito das diversas atividades diárias, hábitos e atitudes que podem estar contribuindo para sua dor nas costas. Talvez tenha mesmo descoberto que seus problemas são aliviados ao seguir as sugestões que lhe foram dadas no presente capítulo. É mais do que provável, entretanto, que necessite de orientação adicional para alcançar a meta do equilíbrio físico e emocional — o tipo de equilíbrio que é exigido para manter saudáveis e sem dor sua espinha dorsal e os músculos que a sustentam, assim como ligamentos e tendões. Antes de nos referirmos a esses assuntos, contudo, o Capítulo 3 vai colocá-lo em contato com sua coluna de maneira mais formal, mostrando-lhe a anatomia e a fisiologia corretas da mesma, além de descrever o que pode não estar funcionando bem para lhe causar dor.

"A doença
é sentida, mas a saúde
não, de maneira
nenhuma."

Thomas Fuller

Dor nas Costas: Uma Visão Global da Medicina 3

Tim Peters sentiu pela primeira vez o que chamou de "um espasmo nas costas" quando, uma manhã, abaixou-se para pegar seu filho pequeno no colo. A dor, contou a seu médico, era diferente de tudo o que sentira antes; foi incapaz de levantar-se da cama durante dois dias. Repouso, além de banhos mornos e exercícios de respiração profunda, que lhe foram recomendados pelo professor de yoga de sua mulher, pareceram devolver à sua coluna um estado normal de funcionamento, dentro de alguns dias, e Tim, até agora, não teve recaídas.

Karen W., uma programadora de computadores, por outro lado, sente normalmente uma dor quase constante na coluna lombar. Nas semanas em que seu trabalho a mantém presa à mesa de trabalho, a dor aumenta drasticamente; sente-se melhor somente após praticar exercícios de alongamento e alguma atividade aeróbica. Karen, de 42 anos, diz que sempre sentiu essa dor.

Tim e Karen representam dois aspectos diferentes da história da dor nas costas. No caso de Tim, a crise foi *aguda*: ocorreu subitamente e foi logo resolvida com repouso e relaxamento. O problema de Karen, por outro lado, é considerado *crônico*. Existe uma recidiva periódica da dor, e nenhum tratamento foi encontrado até agora para curar completamente seu problema. Vários outros casos inserem-se em algum ponto entre a crise aguda e o estado crônico. Algumas pessoas sentem pontadas ocasionais, que passam em seguida, outras preparam-se para sentir dor durante horas ou dias, após realizarem um movimento necessário, mas desajeitado ou prejudicial; outras, ainda, estão sujeitas a espasmos periódicos porém debilitantes.

A despeito dessas diferenças quanto à manifestação da dor nas costas, a maior parte das pessoas que apresenta esse problema, incluindo Tim e Karen, recebe o mesmo diagnóstico dos seus médicos — "tensão muscular", — isso quando recebem um diagnóstico definitivo. Como demonstra a descrição seguinte, a anatomia e a fisiologia da coluna humana são tão complexas e interdependentes, que a identificação da causa exata da dor torna-se, em geral, extraordinariamente difícil.

Compreenda sua coluna

Um "S" flexível e delicado, formado por ossos e cartilagem, que protegem um feixe de fibras nervosas, e é mantido em seu lugar por músculos, ligamentos e tendões: essa formação oca constitui a *espinha*, uma das mais elegantes estruturas mecânicas do corpo humano. A espinha (também chamada *coluna vertebral*) é suficientemente flexível para permitir que o corpo se dobre, sendo, ao mesmo tempo, bastante forte para sustentar a cabeça, que pesa cerca de cinco quilos, e o tronco, cujo peso aproximado varia entre 40 e 55 quilos. A coluna vertebral também tem a função de proteger o sistema de comunicação do corpo, composto pela *medula espinhal* e seu correspondente complexo nervoso. O sistema nervoso se irradia pela coluna vertebral e por todos os órgãos e tecidos do corpo.

A coluna vertebral forma o centro do sistema músculo-esquelético. As pernas estão ligadas à espinha através da pelve, os braços, através da formação dos ombros, o peito, pelas costelas, e a cabeça repousa sobre a própria coluna.

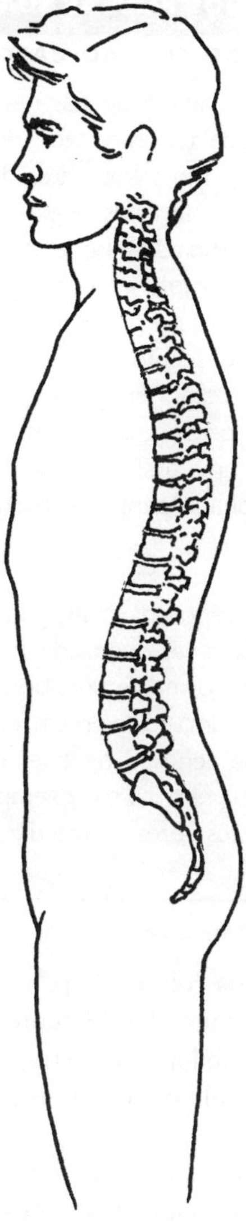

A espinha humana

Os ossos das costas constituem uma peça de arquitetura natural, complexa e bela.

CONSELHOS PARA AS SUAS COSTAS

DO FRIO AO CALOR

Após um episódio agudo de dor nas costas ou se você perceber que pode ter estressado demasiadamente sua coluna, aplique algo frio sobre a área da lesão tão logo lhe seja possível, e em intervalos regulares, por 24-48 horas. Compressas frias ajudarão a impedir sangramentos causados por minúsculas rupturas musculares e impedir o acúmulo de líquidos, os quais podem irritar os nervos, causando mais dor e desconforto. Use uma bolsa de gelo disponível no mercado ou prepare você mesmo uma, embrulhando cubos de gelo ou mesmo um saco de vegetais congelados numa toalha. Um jato de água gelada de chuveiro, direcionado para suas costas, também poderá aliviar a inflamação.

Um ou dois dias depois da crise aguda, o calor poderá amenizar a dor, uma vez que ajuda a relaxar os músculos. O calor úmido, na forma de uma bolsa de água quente enrolada numa toalha molhada, é geralmente considerado mais benéfico do que o calor seco, obtido com uma almofada térmica, por exemplo. O calor deve ser aplicado duas a três vezes ao dia, durante 15 minutos de cada vez.

Além disso, os ossos da coluna, da pelve e do tórax são sustentados e movimentados por muitos músculos diferentes e interdependentes entre si. Os flexores dos quadris, os abdominais, o trapézio do pescoço e dos ombros, e o grande dorsal são particularmente vitais para a flexibilidade e força das costas.

Em essência, há três componentes principais da coluna — os tecidos moles (músculos, tendões e ligamentos), os ossos (vértebras e articulações) e os discos (um material esponjoso que se localiza entre vértebras contíguas) — sendo todos eles alimentados por vasos sangüíneos e nervos que entram e saem da espinha. A dor na coluna pode ser resultante da malformação, da lesão ou do comprometimento, de alguma outra forma, de um ou mais desses componentes.

Entretanto, ao se pesquisar a causa da dor na coluna, nunca se deve perder de vista o fato — como a medicina moderna com freqüência o faz — de que nenhum sistema do corpo humano, incluindo o músculo-esquelético, atua isoladamente. Na verdade, a diferença fundamental entre a medicina tradicional e a medicina holística se apóia neste ponto. Ter por alvo somente as vértebras ou os músculos, quando se tenta encontrar uma causa para a dor, significa, em última instância, uma visão limitada do assunto. Se quisermos encontrar uma solução para a dor nas costas — e, na realidade, para todas as formas de doença no ser humano — devemos considerar o corpo em sua totalidade. Temos que observar os padrões e relacionamentos entre sistemas e tecidos, emoções e energia, que existem no organismo humano como um todo.

Abaixo, apresentamos descrições dos vários componentes da coluna, assim como explicações de algumas das desordens e problemas que os profissionais médicos modernos consideram como prováveis causadores da dor nas costas. Novamente, queremos enfatizar, poucas provas existem de que quaisquer das desordens que lerá sob o título "Anormalidades Que Podem Ocorrer" sejam uma causa determinante da dor nas costas. Entretanto, poderá ser útil para você ler o texto cuidadosamente para melhor compreender sua própria fisiologia e anatomia e, talvez, interpretar de forma mais precisa o diagnóstico de seu médico tradicional.

Músculos, tendões e ligamentos

Conhecidos em conjunto como tecidos moles, os músculos, tendões e ligamentos das costas são extremamente complexos. Em primeiro lugar, há músculos específicos que estabilizam e revestem a coluna vertebral. Esses músculos interagem diretamente com muitos dos outros grandes grupos musculares do corpo, com o objetivo de mover o corpo de maneiras diferentes: dobrar, erguer, virar e andar, para citar apenas algumas. Grandes músculos situados na parte de trás do pescoço proporcionam capacidade de alongamento e suporte, enquanto músculos menores na frente e dos lados da coluna permitem a ela executar movimentos de rotação e de flexão. Na região lombar, os dois principais grupos musculares são os elevadores da espinha (*erector spinae*), situados ao longo das costas, e o psoas e os músculos abdominais, que apóiam a coluna pela parte anterior do corpo.

Os ligamentos são tiras de tecido, resistentes e elásticas, que ligam os ossos um ao outro e seguram as articulações, ajudando a apoiar as vértebras e manter no lugar os discos entre as vértebras. Os tendões, por outro lado, são cordões fibrosos que ligam os ossos aos músculos. Recobrindo todo o tecido mole há uma camada fibrosa e especializada de tecido chamada fáscia. A fáscia pode ser comparada com as paredes de uma casa ou escritório. Ela divide os grupos de músculos e os compartimentos do corpo e abriga dentro de si os vasos sangüíneos, nervos e outros elementos de comunicação entre as várias partes do corpo. As superfícies de fáscia no interior do corpo, que são capazes de conduzir eletricidade e outros movimentos energéticos, poderiam conter o segredo do sucesso da acupuntura no tratamento da dor nas costas (ver Capítulo 9).

Anormalidades que podem ocorrer

Fadiga muscular e desgaste. Conhecida algumas vezes como *distensão muscular*, a fadiga muscular é uma das causas mais comuns da dor nas costas. Ela pode se originar de um movimento ou atividade específicos, únicos ou repetidos, ou de uma postura incorreta crônica. O *stress* emocional pode fazer com que os músculos das costas e dos ombros se tornem cronicamente contraídos, gerando extrema fadiga e dor. Essa contratura também bloqueia o afluxo de sangue para dentro e para fora dos músculos, o que impede a remoção apropriada de produtos residuais dos tecidos.

Os músculos das costas com freqüência tornam-se tensos devido a estados que já se encontram presentes em outras partes do corpo. Músculos abdominais enfraquecidos, por exemplo, produzem uma enorme pressão adicional sobre a coluna. Flexores dos quadris demasiadamente enrijecidos, isto é, músculos cuja função é erguer as coxas em direção ao tronco, vão forçar a pelve como um todo para trás, visando criar o arqueamento das costas, o que também pode levar ao desconforto.

Lesões de músculos, tendões ou ligamentos. As lesões em tecidos moles implicam a ruptura de algumas das fibras desses tecidos. A ruptura pode ocorrer como resultado de uma lesão aguda ou porque o processo inflamatório que ocorre após a lesão impede uma cura adequada. As lesões podem abranger também pequenos sangramentos dentro do músculo ou tendão, causando inchaço e dor. Os músculos ou tendões também podem perder sua função devido ao tecido cicatricial que se forma na estrutura lesada.

Espasmo da coluna. Definido como uma contração involuntária, convulsiva das fibras musculares, o espasmo muscular é considerado como uma ocorrência que impede a pessoa de mover-se de uma maneira que poderia danificá-las ainda mais. A dor é intensa e, em geral, completamente debilitante, até que os músculos relaxem outra vez. Os músculos podem igualmente se encontrar num estado de espasmo crônico, causado pelo *stress* e por uma postura incorreta.

Dor miofascial. Também chamada de miofascite ou síndrome miofascial, essa desordem compreende a inflamação e irritação dos músculos e do revestimento fascial. A inflamação causa dor, tanto local, quanto em outras partes do corpo (denominada "dor reflexa"). Os pontos de lesão ou inflamação são algumas vezes chamados de "pontos-gatilho" porque podem evocar dor ou sensibilidade na pele e nos tecidos moles, em locais distantes do ponto da lesão. A síndrome miofascial pode também restringir os movimentos e, ocasionalmente, provocar mudanças nas sensações, incluindo sensibilidade à temperatura e na pele.

Fibromialgia. Embora não reconhecida universalmente, a fibromialgia é uma síndrome caracterizada pela dor crônica em áreas específicas de grupos musculares das costas e de outras regiões do corpo, assim como pela fadiga, desordens do sono e outras enfermidades sistêmicas.

Ossos

A coluna vertebral permite ao tronco curvar-se, virar-se e se retorcer; ela sustenta a cabeça e protege a medula espinhal e o feixe de fibras nervosas que liga o cérebro ao corpo. Ela consiste de 24 ossos, conhecidos como *vértebras*, além do *sacro* (o osso entre a última vértebra e o cóccix) e do próprio *cóccix*. A coluna possui cinco seções ou segmentos: sete vértebras cervicais, que ligam, de cima para baixo, o crânio aos ombros; 12 vértebras torácicas, que descem dos ombros até o final da caixa torácica; as vértebras lombares, que se estendem desde a parte inferior das costelas até os quadris; por fim, o sacro e o cóccix. Os ossos de uma coluna lombar saudável são tão fortes que podem suportar várias centenas de libras de pressão por polegada ao quadrado.

Dos dois lados de cada vértebra localizam-se quatro protrusões ósseas chamadas de *processos articulares*. Dois processos articulares estão colocados no alto de cada vértebra e dois junto à sua base. Os dois processos articulares superiores de uma vértebra ligam-se aos dois processos articulares inferiores da vértebra superior. A estrutura resultante é denominada *faceta arti-*

cular. As facetas articulares são revestidas por uma cartilagem macia que permite a cada vértebra movimentar-se suavemente contra sua parceira e estão contidas no interior de uma cápsula fibrosa, a qual impede que as duas facetas se separem. As facetas articulares dão maleabilidade e flexibilidade à coluna vertebral.

Anormalidades que podem ocorrer

Osteoporose. Definida como uma diminuição da densidade óssea, devido a uma perda de minerais como cálcio, magnésio e potássio, a osteoporose resulta na malformação dos ossos. À medida que esses minerais vão sendo perdidos, os ossos da coluna tornam-se frágeis e começam a ceder, uns sobre os outros. De fato, um indivíduo com um caso grave de osteoporose poderá perder um total de 17 a 20 cm de altura no decorrer do tempo.

Inflamação das articulações. Artrite é o termo genérico para mais de 100 diferentes doenças com um sintoma em comum: dor e rigidez nas articulações do corpo, incluindo as articulações da coluna, causadas pela inflamação e pelo desgaste da articulação. A *osteoartrite*, também conhecida como *espondilite*, constitui-se num efeito secundário comum do processo de envelhecimento. Estudos têm demonstrado que a osteoartrite está presente em quase todas as pessoas com mais de 75 anos, embora nem todas sintam dor nas costas em decorrência dessa desordem. Existem outras desordens artríticas que podem afetar a coluna, incluindo a *artrite reumatóide* (a segunda forma mais comum de artrite), a *síndrome de Reiter* (uma moléstia que afeta somente indivíduos do sexo masculino e implica inflamação sistêmica e diarréia) e a *espondilite anquilosante* (uma doença na qual o osso se funde sobre uma articulação).

Anormalidades estruturais da coluna vertebral. A *escoliose* ou curvatura lateral da coluna lombar é uma desordem comum, que afeta cerca de 12% da população. Normalmente, a curvatura é tão discreta que não causa desconforto, passando despercebida; aproximadamente apenas 2% das pessoas com escoliose requerem alguma forma de tratamento. (Uma vez que a escoliose grave é comumente diagnosticada na infância, torna-se bastante improvável que sua dor nas costas esteja ligada a essa desordem.) Duas enfermidades relacionadas, a *lordose*, que compreende uma curvatura anormal da coluna para a frente e a *cifose*, convexidade da coluna torácica (com freqüência devido ao raquitismo ou à tuberculose), são desordens relativamente raras, que também podem resultar em dor nas costas se não forem corrigidas.

Desalinhamento das vértebras e das facetas articulares. As vértebras e as facetas articulares podem se tornar desalinhadas, causando, assim, espasmos musculares resultantes da pressão exercida sobre os ligamentos e articulações. As facetas articulares estão sujeitas a se desgastar com o tempo, devido à osteoporose, a um acidente ou a uma postura incorreta crônica. Além disso, os ligamentos que mantêm as articulações em alinhamento podem se encurtar, em decorrência do processo de envelhecimento ou pela formação de tecido cicatricial após uma lesão. Quando se tornam mais curtos, podem fazer com que as articulações saiam de alinhamento.

A articulação sacroilíaca, que liga as vértebras fundidas entre si e chamadas de sacro aos dois grandes ossos da pelve (os ossos ilíacos), é particularmente vulnerável às lesões e às pressões. Essa articulação, situada logo acima do quadril é mantida no lugar não por músculos, mas por fortes ligamentos, tendo, por essa razão, uma amplitude de movimento relativamente limitada. Não obstante esse fato, sua posição a destaca pela função de "absorver choques" para os outros tecidos das costas. Se anormalidades posturais, tensão muscular, comprimento anormal das pernas ou movimentos repetitivos prejudiciais levarem a articulação sacroilíaca a perder ainda mais sua mobilidade, o resultado geralmente será a dor nas costas.

Discos

Considerados como elementos cuja função é absorver choques, nas costas, os discos se constituem em amortecedores acolchoados entre vértebras vizinhas. Cada um dos discos é composto de uma parte externa, formada por camadas fibrosas resistentes, e de uma parte interna, que contém um material polpudo, semilíquido, de aparência gelatinosa. Os discos são mais espessos na região inferior da coluna (lombar) e mais finos na área torácica ou do peito.

Anormalidades que podem ocorrer

Herniação de disco. Os discos podem ser facilmente lesados. Uma postura incorreta, combinada com músculos fracos, ligamentos danificados ou demasiadamente distendidos e a degeneração óssea podem significar vários quilos adicionais de pressão prejudicial sobre os discos. Essa pressão pode fazer com que um ou mais discos desenvolvam *hérnias* ou saliências entre os ossos da coluna. A hérnia de disco geralmente ocorre na região lombar da coluna, que tende a concentrar a agressão do *stress* físico e emocional diário. Um sintoma comum da hérnia de disco é a dor ciática intensa — gerada pela pressão do disco desalinhado sobre o nervo ciático.

Ruptura de disco. Se a pressão se mostrar demasiadamente grande, a curto ou a longo prazo, o disco poderá romper-se. Quando isso ocorre, o disco pode perder sua porção central semilíquida, tornando o espaço entre as vértebras mais estreito e a espinha menos estável. A ruptura de disco é especialmente comum durante a gravidez, um período em que um peso abdominal suplementar representa maior pressão sobre os discos. A hérnia ou a ruptura de disco respondem por uma proporção muito pequena das histórias de dor nas costas, talvez 5 a 10% de todos os casos.

Nervos

No interior da coluna espinhal, encapsulada nas vértebras ósseas das costas, encontra-se a medula espinhal: um feixe de 31 pares de nervos que se ramificam para fora, através de aberturas nas vértebras, dirigindo-se para os órgãos e tecidos do restante do corpo. O cérebro envia e recebe virtualmente todas as suas mensagens sobre o mundo dentro e fora do corpo, por meio do sistema nervoso periférico, um sistema que comunica estímulos ao longo do percurso dos nervos no corpo para a medula espinhal e, finalmente, para o cérebro (o cérebro e a medula espinhal são conhecidos em conjunto como sistema nervoso central).

Os nervos mais espessos do corpo, os ciáticos, emergem por entre as vértebras, na região lombar da coluna, próxima aos quadris e sob o músculo glúteo máximo. Eles correm ao longo da parte traseira de ambas as coxas, subdividindo-se em dois ramos logo acima dos joelhos. Uma dessas ramificações desce pela região anterior das pernas até o dedão do pé; a outra ramificação subdivide-se novamente, descendo pela parte posterior da perna até o calcanhar.

Anormalidades que podem ocorrer

Pinçamento de nervo. A pressão sobre os nervos, originada pelos discos ou pela colisão de ossos, poderá causar dor, dormência, perda de massa muscular nas pernas e outros problemas. Devido à sua posição e tamanho, o nervo ciático é particularmente vulnerável às lesões, devido à herniação de discos, um tipo específico de deslocamento de quadril ou pela pressão do útero durante a gravidez. A dor resultante, denominada *ciática*, tende a se apresentar como uma dor aguda, subindo e descendo pela perna, e localizando-se também na região dos quadris.

A ligação mente-corpo

Sem dúvida, as deficiências mecânicas descritas acima podem — e com freqüência o fazem — contribuir para o desenvolvimento da dor nas costas. Contudo, músculos, ossos, discos e nervos não funcionam isoladamente; o corpo humano não é uma máquina, acionada por algum tipo de motor interno objetivo. Pelo contrário, nossas emoções e nossos pensamentos exercem um efeito dramático sobre a maneira como nosso corpo atua. Em particular, a intensidade do *stress* sob o qual vivemos e a forma como reagimos a ele, podem desempenhar um papel significativo no aparecimento da dor nas costas. Algumas das teorias a respeito dessa ligação são abordadas abaixo.

Síndrome da miosite tensional. Segundo o dr. John Sarno, em seu livro *Mind Over Back Pain*, o qual representa um marco na literatura sobre o assunto, a tensão conduz a uma reação física que envolve os músculos e nervos do pescoço, ombros e costas. Com o tempo, a tensão comprime os vasos sangüíneos que alimentam os músculos afetados, sendo que a privação de sangue resultante desencadeará espasmos musculares e nevralgias.

Além disso, de acordo com o que postula o dr. Sarno, a dor produz medo e ansiedade — em essência, mais tensão — naqueles que a apresentam. Esse aumento de *stress* e de tensão somente faz aumentar a dor original, criando, em última análise, um círculo vicioso, que somente poderá ser mitigado pela solução e/ou alívio da tensão, através de estratégias de exercícios e relaxamento.

Pontos-gatilho. Uma teoria relacionada com a anterior afirma que certos músculos, tendões e ligamentos tornam-se verdadeiros depósitos de tensão e de emoções negativas, e, portanto, de dor e enrijecimento. Esses pontos-gatilho, geralmente situados nos músculos do pescoço e da coluna lombar, não somente ficam doloridos, mas também podem irradiar a dor através de uma região inteira ou desencadeá-la numa outra parte totalmente diferente do corpo.

Diagnosticando a causa da dor nas costas

Como você pode ver, a coluna é uma estrutura complexa, diretamente relacionada com cada uma das outras partes de seu corpo. Quando algo vai mal em qualquer parte do corpo — desde uma tosse até um pulso fraturado — o desconforto resultante provavelmente afetará também suas costas. Esta é a razão pela qual as tentativas de restringir a causa da dor na coluna às estruturas da própria coluna, adotadas por muitos médicos da corrente moderna da medicina, são, geralmente, infrutíferas. Entretanto, é provável que você tenha consultado ou vá consultar um médico, esperando obter um diagnóstico. Este segmento do livro lhe proporcionará informações sobre como poderia ser um procedimento diagnóstico dessa natureza.

Mais de 80% das pessoas que sofrem de dor nas costas *jamais vão saber a causa exata de seu mal-estar*. De fato, a identificação daquilo que, dentro da estrutura da coluna, ombros, pernas, pés ou seu estado mental poderia desencadear dores e espasmos é quase impossível. Não somente a anatomia da coluna é extremamente complexa, mas sua fisiologia é dinâmica; o que significa que, para compreender como a coluna funciona ou possíveis desordens, responsáveis pela dor, devemos estudar a coluna em movimento. Infelizmente as técnicas que a medicina moderna utiliza — as quais serão rapidamente esboçadas aqui —, tais como os raios X, a tomografia computadorizada e a ressonância magnética, foram desenvolvidas para examinar o tecido apenas quando ele se encontra imóvel e estático.

Embora essas ferramentas diagnósticas sejam capazes de localizar uma lesão num músculo ou músculos específicos, elas não podem identificar o *padrão* de movimento que abrange toda a coluna, o qual contribui para o aparecimento dessa lesão ao longo do tempo. O equipamento usado para o diagnóstico não tem capacidade para medir a intensidade da tensão e do *stress* que incidem sobre os músculos das costas, nem para saber se a pessoa com dor nas costas tem alimentado seu corpo com um número suficiente de nutrientes. Somente ao examinar todas essas questões um profissional da área médica poderá fazer um diagnóstico razoável, ainda que altamente subjetivo, da dor nas costas.

Se esse tipo de dor é tão difícil de diagnosticar e se a grande maioria das dores pode ser atribuída à tensão muscular, por que alguém escolheria consultar um médico tradicional? Sem querer alarmá-lo indevidamente, existem alguns problemas médicos sérios que provocam dores agudas ou crônicas das costas, como um de seus sintomas — infecções virais e bacterianas, alguns tipos de câncer e até mesmo ataques cardíacos. É importante que você e seu médico afastem essas doenças, especialmente se você tiver febre ou apresentar outros sintomas de doença, ao mesmo tempo que sente a dor nas costas.

Um exame realizado por um médico tradicional provavelmente incluirá os seguintes itens:

História. Sem dúvida, o melhor instrumento para o diagnóstico da dor nas costas é um histórico médico completo. Quer você consulte um médico tradicional ou um outro profissional especializado num dos tratamentos alternativos discutidos mais adiante, vai descobrir que uma grande parte do tempo durante a primeira consulta é gasto com pormenores de sua vida pessoal e profissional. Um bom médico o questionará a respeito de seus hábitos e estilo de vida, e de aspectos que possam exercer um impacto sobre a saúde de sua coluna, incluindo o tipo de trabalho que executa, sua alimentação, as bebidas que normalmente ingere e seu estado emocional.

De fato, seu médico provavelmente lhe fará algumas das perguntas listadas abaixo, ou até mesmo todas elas. Pense, agora, sobre como você as responderia. Quanto mais preciso for no que tange à dor e ao que *você* pensa a respeito do que a está causando, mais próximo de um diagnóstico e plano de tratamento realistas o médico poderá chegar.

PONTOS SOBRE OS QUAIS DEVE REFLETIR ANTES DE CONSULTAR SEU MÉDICO

1. Quando foi a primeira vez que se lembra de ter tido dor nas costas?
2. Como a dor começou?
3. A dor é pungente ou surda?
4. Onde ela se localiza exatamente?
5. A dor se estende às suas pernas? Até onde?
6. Você conhece a causa da dor em sua coluna?
7. O que faz a dor piorar?

8. O que faz a dor passar?
9. A dor aumenta quando você se senta ou quando fica em pé?
10. Que tratamentos médicos fez no passado?
11. Você tem quaisquer outros problemas de saúde ou lesões?
12. Você fuma?
13. Toma bebidas alcoólicas? Em caso positivo, quanto por dia?
14. Atualmente você está usando alguma droga (medicação prescrita por um médico ou substâncias ilegais)?
15. O problema nas costas afeta sua capacidade de trabalho?
16. Sente algum tipo particular de *stress* no trabalho ou em casa?

Depois que você e seu médico analisarem cuidadosamente essas questões e tiverem discutido seus antecedentes médicos, ele provavelmente começará o exame físico.

Exame físico. O curso que o exame físico vai seguir dependerá muito do que o médico ou terapeuta tiver descoberto sobre seu estado de saúde, através do histórico médico. Provavelmente, ele lhe pedirá que se mova de diferentes maneiras, curvando-se para a frente e para trás, que fique em pé sobre os dedos dos pés e os calcanhares, levante uma perna sem dobrá-la até que fique perpendicular ao corpo, e assim por diante. Isso ajudará o médico a descobrir quais são os músculos e/ou discos afetados. Os reflexos de seus joelhos e tornozelos podem ser verificados para avaliar a função dos nervos. O médico poderá ainda testar a força de determinados grupos musculares, assim como medir a extensão do movimento das articulações em suas costas, quadris e ombros.

A manipulação física da coluna e das costas como um todo normalmente não faz parte do exame físico feito por um médico tradicional. Feito por mãos capazes e experientes, o toque dos músculos e ossos de suas costas poderá oferecer um grande número de informações a respeito do local em que a tensão e a pressão estão represadas e/ou se existe alguma lesão. Um dos muitos benefícios das abordagens mais naturais e holísticas na prevenção e tratamento das dores nas costas é o contato físico e pessoal entre terapeuta e paciente.

Procedimentos diagnósticos

Depois que o histórico e o exame físico estiverem completos, seu médico poderá realizar testes diagnósticos, normalmente para confirmar seu diagnóstico inicial e afastar algumas causas sérias, mas muito menos prováveis, da dor. Entre esses testes, encontram-se:

Exames de laboratório. Seu médico poderá sugerir a realização de exames de urina e de sangue, destinados a afastar a possibilidade de que a dor seja causada por uma infecção ou outras moléstias sérias, especialmente se for acompanhada de febre.

Radiografias. Infelizmente, o exame mais comum, feito no caso de dores na coluna, é também, em geral, o menos útil. Uma vez que os raios X mostram somente os ossos, quaisquer problemas musculares ou em outros tecidos moles — causa de pelo menos 70% de todas as dores na costas — não serão evidenciados.

Dependendo do que seus antecedentes médicos, radiografias e exames laboratoriais indicarem, você poderá ser considerado um candidato a outros exames, utilizando ferramentas diagnósticas mais sofisticadas. Esses testes serão normalmente sugeridos apenas quando a cirurgia for indicada. É importante ressaltar que, mesmo no caso de esses exames mostrarem uma anormalidade na coluna, essa poderá não ser a causa de sua dor nas costas. Uma segunda opinião, talvez a de um terapeuta holístico, especializado numa das disciplinas descritas neste livro, deveria ser obtida antes de você se decidir pela cirurgia ou por outro tratamento radical.

Tomografia computadorizada. A tomografia computadorizada (TC) é um processo que opera através da "fotografia" de diferentes secções transversais da coluna, permitindo observar, portanto, os tecidos internos, assim como os superficiais. Geralmente, as TCs deveriam ser usadas apenas na investigação de possíveis tumores ou fraturas das vértebras. O exame não implica dor, mas consome bastante tempo. Uma TC média da coluna lombar leva entre 20 a 40 minutos, aproximadamente, durante os quais a pessoa tem que permanecer deitada sobre a mesa de raios X. Entretanto, as TCs podem ser proibitivas quanto ao aspecto financeiro, pois seu custo varia entre 700 a 800 dólares, além de não estarem disponíveis em todos os lugares.

Ressonância magnética (MRI). Tecnologicamente falando, a MRI (ressonância magnética por imagem) está um passo à frente da tomografia computadorizada. Com esse exame, é possível retratar a coluna em muitos planos — parte anterior, posterior, lateral e seu interior, através do canal espinhal. Ele é capaz de diagnosticar qualquer anormalidade, desde hérnia de disco, pinçamentos de nervos até tumores da coluna. O procedimento, sob a perspectiva do paciente, é aproximadamente o mesmo da tomografia computadorizada: ficar deitado numa mesa sem se mover por cerca de 30 a 60 minutos. A ressonância magnética poderá ser indicada no caso de seu médico perceber que seu problema é particularmente complexo ou rebelde, porém, uma vez mais, ela é desnecessária na maioria dos casos.

Cintilografia óssea. Esse exame, que utiliza moléculas radiativas para observar se algumas áreas de um osso estão crescendo mais rapidamente do que outras, é em geral usado somente para determinar a disseminação de um câncer. Ele é empregado raras vezes atualmente, tendo sido amplamente substituído pela tomografia computadorizada.

Eletromiografia (EMG). A eletromiografia estuda a atividade elétrica dos músculos, tanto em repouso, quanto durante a contração. Nesse procedimento, eletrodos são colocados sobre a pele, e uma corrente elétrica fraca é passada pelos mesmos, enquanto a atividade dos nervos e dos músculos é registrada. Um estudo de EMG é usado para diagnosticar doenças, como a distrofia muscular e lesões, o que ocorre no pinçamento de nervos.

Depois de analisados seu histórico, os exames laboratoriais e os respectivos diagnósticos, seu médico vai analisar com você o desenvolvimento de um plano de tratamento.

Delineando as soluções

Para Tim e Karen, e para milhões de outros norte-americanos que vão sofrer de dores na coluna este ano, a verdade concreta nessa matéria é que a medicina tradicional moderna tem pouco a oferecer quanto à cura permanente desse problema. A medicina tradicional oficial dispõe de duas opções terapêuticas básicas para a dor crônica nas costas: o tratamento medicamentoso, para relaxar os músculos e aliviar e dor, e a cirurgia, para corrigir lesões ou malformações detectadas nos ossos, discos e articulações da espinha.

Tratamento medicamentoso. Existem vários medicamentos comumente receitados para controlar — nunca para "curar" — a dor na coluna. Alguns são brandos, e outros, muito potentes. Como todas as drogas, cada um deles encerra seus próprios riscos de efeitos colaterais, os quais deveriam ser pesados cuidadosamente, em relação aos benefícios potenciais.

Há diversos tipos de medicamentos que podem ser prescritos para a dor nas costas. Os analgésicos (que cortam a dor, tanto os que são vendidos livremente nas farmácias, p. ex., Acetaminofen, como outros, que necessitam de receita médica) são comumente usados, assim como os antiinflamatórios não esteróides (como a aspirina, o ibuprofeno e medicamentos mais potentes, como piroxicam, naproxeno, diclofenaco e indometacina). Outras opções nessa área são os relaxantes musculares, os ansiolíticos, como o diazepam, que também agem como relaxantes musculares suaves, e os narcóticos, como a codeína. Um antidepressivo poderá ser receitado em pequenas doses para ajudar a aliviar a dor crônica.

Exceto os analgésicos mais suaves e os antiinflamatórios, todos esses medicamentos citados potencialmente criam dependência, com sérios efeitos colaterais a curto e a longo prazo. Uma pessoa pode mesmo tornar-se excessivamente dependente da aspirina e do ibuprofeno para mascarar a dor, sem chegar jamais a se aproximar da descoberta de uma solução permanente para os problemas subjacentes. Além disso, a aspirina e outros antiinflamatórios não esteróides (AINEs) podem irritar o estômago, causando eventualmente gastrite, úlceras e até mesmo hemorragia.

Sem dúvida, um relaxante muscular poderá ajudá-lo se você se sentir prostrado por um espasmo muscular excruciante. A aspirina ou o ibuprofeno podem aliviar a inflamação e a dor, que em geral acompanham uma lesão menos importante ou uma distensão. Contudo, se perceber que está tomando medicamentos diariamente, e antes que se decida a passar para narcóticos mais potentes ou ansiolíticos, tente identificar os problemas físicos e/ou emocionais que estão causando a dor nas costas e procure resolvê-los através de um ou mais modelos naturais e holísticos delineados no presente livro.

Cirurgia. Mais de 200.000 norte-americanos submetem-se à cirurgia todos os anos para tratar dores nas costas, mas de acordo com diferentes estudos, apenas cerca de 25% relatam sentir uma melhora significativa de seus sintomas após o procedimento cirúrgico. De fato, segundo o dr. Norman Shealy, ex-presidente da American Holistic Medical Association e proeminente neurocirurgião, menos de 1% de todas as pessoas que sofrem de dor nas costas apresentam problemas de disco que requerem cirurgia.

Os procedimentos cirúrgicos mais comuns para a dor nas costas são a laminectomia, na qual se faz a remoção de um disco considerado lesado, juntamente com parte da vértebra correspondente, e a discotomia, em que se extrai parte do disco que está comprimindo um nervo. Cirurgiões vêm realizando esses procedimentos há várias décadas e, com exceção dos riscos gerais relacionados com a anestesia, são seguros para a maior parte das pessoas. Além disso, as técnicas mais recentes de microcirurgia são ainda menos invasivas na remoção de partes anormais dos discos. Porém, em geral, todos esses procedimentos exigem hospitalização e um período de reabilitação pós-operatória e, portanto, não deveriam ser considerados como algo trivial, especialmente quando os benefícios da cirurgia estão longe de se mostrar claros na maioria dos casos.

A verdade quanto a essa questão é que aproximadamente 90% de todos os casos de dor nas costas vão se resolver — sem nenhum tratamento — num intervalo de duas semanas. Apesar dessa afirmação, todavia, é provável que a dor volte na grande maioria desses mesmos casos e que as recidivas sejam freqüentes, a menos que os problemas que a provocam sejam resolvidos. No Capítulo 2, você viu alguns dos erros que cometemos em nossa vida diária quanto à postura, movimentos simples, exercícios — até mesmo durante o período de repouso — e que exercem uma pressão e tensão indevidas, nas costas. Discutimos também a importância de nossa vida emocional e espiritual para o estado geral de nossa saúde. A maneira como pensamos e nos sentimos a respeito de nós mesmos e de nosso lugar no universo pode representar um forte impacto sobre o estado de nossa medula espinhal dos músculos da coluna.

Para resumir, a maior parte dos casos de dor nas costas resulta de uma combinação de fatores físicos e emocionais, que vão muito além do que pode ser mostrado numa radiografia ou, na grande maioria dos casos, daquilo que pode ser solucionado pela cirurgia. Se você for um dos milhões de norte-americanos que vão apresentar um problema de dor aguda ou crônica nas costas este ano, é importante que compreenda bem, não somente a anatomia e fisiologia de seu sistema músculo-esquelético, mas também seu estilo de vida em geral e seu estado emocional. Os capítulos seguintes o ajudarão a analisar algumas dessas questões, uma vez que explicam o meio pelo qual as terapias alternativas podem ser usadas para prevenir e tratar uma das desordens mais comuns e debilitantes dos tempos modernos: a dor nas costas.

"Ficar sem fazer nada não significa descansar."

Paul Peel

4

Exercício: O Caminho para uma Coluna Saudável

Há cerca de quarenta anos, muito antes que a atual (e amplamente artificial) moda do condicionamento físico começasse, um interessante e novo termo foi cunhado por um especialista renomado em moléstias da coluna, o dr. Hans Kraus. Na opinião do dr. Kraus, o povo norte-americano estava sofrendo de uma epidemia daquilo que ele denominava "doenças hipocinéticas": enfermidades causadas principalmente pela falta de exercício. Nessa categoria alinhavam-se doenças crônicas e potencialmente fatais, como os problemas cardíacos, acidente vascular cerebral, hipertensão e certos tipos de câncer. Por deixarmos de movimentar nosso corpo, abrir nossos pulmões e exercitar nossos músculos, o dr. Kraus postulava, estávamos condenando-nos a sofrer de uma série de enfermidades que, com freqüência, podiam ser evitadas.

A dor nas costas, a segunda queixa mais comum entre adultos nos EUA, naquela época e atualmente, representava para o dr. Kraus um exemplo clássico de uma moléstia hipocinética, resultante de músculos flácidos, fracos, que perderam a capacidade de desempenhar a função para a qual foram destinados — manter nosso corpo em equilíbrio e harmonia, durante o movimento e quando em repouso. Uma pessoa de vanguarda, Kraus também nos alertou quanto ao nível cada vez maior de *stress* a que estava sendo submetida a população moderna, e quanto ao impacto que ele exercia sobre a saúde de nosso sistema músculo-esquelético.

Infelizmente, tudo indica que as mensagens do dr. Kraus não encontraram ouvidos receptivos. Um estudo realizado pelo National Center for Health Statistics e publicado em julho de 1994 no *Journal of the American Medical Association* comprovou que aproximadamente um terço de todos os norte-americanos continuam obesos, isto é, 20% ou mais estão acima de um peso saudável. Embora testes para avaliar a resistência cardiovascular e a força muscular não tenham sido feitos, menos de 50% do grupo avaliado declarou dedicar-se regularmente a qualquer tipo de exercício. O resultado da soma desses dois fatores — excesso de peso e falta de exercício — é que as doenças cardiovasculares continuam sendo a causa de óbito mais comum no país, e a dor nas costas, um problema significativo para milhões de norte-americanos, homens e mulheres.

Antes de nos julgar apressadamente e censurar-nos por sermos preguiçosos e desmotivados, é importante reconhecermos as poderosas forças alinhadas contra nós no caminho da saúde e da boa forma física. A maioria de nós vive num mundo movido por mensagens muito confusas, transmitidas pelos meios de comunicação a respeito de peso, imagem corporal e estilo de vida.

SUGESTÕES PARA AS SUAS COSTAS

CUIDADO AO ERGUER PESOS!

- Ao levantar qualquer tipo de peso, evite dobrar as costas, mantendo os joelhos esticados. Para não forçar a coluna, abaixe-se junto ao objeto, dobrando os joelhos.
- Mantenha o objeto a ser levantado junto ao corpo.
- Baixe o peso com o mesmo cuidado.
- Nunca gire o corpo ao erguer o peso.

Vemos como algo banal modelos de publicidade extremamente magras anunciando batatas *fritas* encharcadas de gordura e atletas consumindo cerveja. Somos estimulados a comprar aparelhos elétricos que nos poupam tempo e energia física, como cortadores de grama, pás para limpar neve e máquinas de lavar louça. A televisão nos acena constantemente com esses tipos de aparelho, insistindo para que renunciemos à atividade física em favor de um trabalho passivo; um número excessivo de pessoas acaba por se dobrar a essa insistência, passando de seis a oito horas todos os dias em frente da televisão.

O rompimento desse ciclo de inatividade e doença crônica exige tempo, disposição e compromisso. Ele também requer que nos livremos das camadas de desinformação, apatia e frustração a respeito de saúde e forma física, que podem ter-se acumulado ao longo dos anos. Uma alimentação adequada *fará* com que você se sinta melhor; cada porção minúscula de um alimento saudável poderá ser tão saborosa e atraente como os produtos que vê anunciados. Ler um livro ou aprender um novo passatempo é *mais* relaxante do que assistir televisão passivamente horas a fio.

Quanto aos exercícios, trata-se de um hábito positivo e vivificante, que promove a saúde física e emocional e o bem-estar — não um trabalho doloroso e tedioso. Quando praticado corretamente e com regularidade, o exercício lhe permite ligar-se a seu corpo físico de maneira íntima. Você será capaz de sentir seus músculos se tornarem mais fortes, seu coração bater com mais precisão e seu sistema nervoso libertar-se da tensão e do *stress* acumulados durante o dia. O equilíbrio será restaurado, dentro de seu corpo, e entre você e o restante do mundo físico. A cada hora que passamos no ambiente artificial dos aparelhos de televisão, de fax e dos escritórios abafados, mais nos afastamos da natureza e do papel verdadeiro que devemos desempenhar dentro dela.

Exercícios e sua saúde

Na edição de 1985 da *Medical Encyclopedia*, publicada pela Signet/Mosby, o exercício é definido como "qualquer ação ou habilidade que utiliza os músculos e é realizada com o objetivo de condicionar o corpo, melhorar a saúde ou manter a boa forma". Especificamente, o exercício ajuda o corpo a executar suas funções vitais, das seguintes maneiras:

O exercício aumenta a eficiência do coração e dos vasos sangüíneos. O sistema cardiovascular tem como função principal a distribuição do oxigênio, um elemento essencial à vida, a cada célula do corpo. Com o exercício aeróbico regular (aquele que requer oxigênio como energia), o coração e os vasos tornam-se capazes de bombear mais sangue e, assim, enviar mais oxigênio e outros nutrientes a todos os músculos do corpo, incluindo os das costas, de forma mais eficiente. Além disso, o exercício ajuda a manter a pressão sangüínea e o colesterol em níveis normais, reduzindo assim o risco de doenças cardíacas e de hipertensão — que continuam sendo o problema de saúde principal do país.

O exercício promove uma respiração mais profunda. O oxigênio é mais vital para a nossa saúde e bem-estar do que talvez qualquer outro nutriente ou atividade isolados. Entretanto, poucos de nós compreendem com clareza a importância de se respirar profundamente, com a finalidade de expandir por completo os pulmões e banhar as células com sangue rico em oxigênio. Durante um exercício vigoroso e ininterrupto, um adulto respira cerca de duas vezes mais depressa e muito mais profundamente do que numa situação de repouso, aumentando a inalação de 38 para cerca de 76 litros de ar por minuto.

Soma-se a isso o fato de que, segundo diversas filosofias orientais, a respiração é mais do que um meio de se sustentar fisicamente a força vital das células. Ela é também o veículo da energia cósmica original que deu vida a todas as outras coisas. De acordo com essas tradições, a quantidade e a freqüência com que inalamos o oxigênio controla o modo pelo qual a energia afeta em profundidade a saúde do corpo e da mente.

O exercício alonga e fortalece os músculos. Desenvolver músculos fortes e flexíveis é de importância fundamental para qualquer pessoa interessada em prevenir ou aliviar a dor nas costas. Músculos corretamente condicionados o ajudam a realizar tarefas diárias de todas as naturezas (incluindo simplesmente sentar-se), com maior eficiência e menor pressão. É mais provável que mantenha uma postura adequada se sua espinha, quadris e ombros forem sustentados por uma musculatura resistente. Uma cintura fina e abdome sem gordura reduzem a pressão sobre a coluna lombar. Uma boa flexibilidade protege os músculos contra distensões e lacerações; músculos encurtados, rígidos, terão maior probabilidade de sofrer lesões, mesmo durante uma atividade moderada.

O exercício conserva o metabolismo correto do corpo. Um maior número de norte-americanos é obeso, hoje, mais do que em qualquer outra época, um problema que sem dúvida contribui para a maior parte dos casos de dor nas costas. Com os exercícios, todavia, a manutenção de um peso saudável ocorre naturalmente, em especial se estes forem combinados com uma alimentação sensata, relativamente pobre em gorduras e rica em fibras. Primeiro, através de exercícios aeróbicos regulares, seu corpo aprende a queimar a gordura armazenada de forma mais eficiente, utilizando-a como combustível para satisfazer uma maior necessidade de energia. Em segundo lugar, o músculo é mais metabolicamente ativo do que a gordura. O corpo precisa queimar mais calorias para alimentar e nutrir o tecido muscular do que o faria para manter a gordura. Portanto, quanto mais músculos tiver, mais calorias serão queimadas todos os dias.

O exercício permite relaxamento ao corpo e à mente. De acordo com o dr. Hans Kraus — e com um número cada vez maior de terapeutas tradicionais e alternativos — o *stress* desempenha um papel significativo no desenvolvimento de muitos casos de dor nas costas. Devido à tensão, os músculos dos ombros, pescoço e coluna lombar se enrijecem. Se não conseguirem relaxar, perderão a flexibilidade e, com o tempo, vão-se tornar permanentemente encurtados, perdendo, na realidade, sua capacidade de liberar a tensão. Somente ao se trabalhar esses músculos o *stress* do dia (ou do ano!) poderá ser liberado.

Outro benefício resultante do exercício é o fato de que certas substâncias químicas do organismo, chamadas endorfinas, conhecidas por amenizar a dor e produzir uma ligeira euforia, são secretadas todas as vezes que o corpo sente dor, incluindo o período em que exercícios vigorosos são realizados, quando os músculos começam a se cansar e a "queimar". Produzidas na medula óssea e no cérebro, as endorfinas servem como um perfeito exemplo do poder que o corpo tem de voltar a um estado de equilíbrio, podendo ser essa a razão pela qual o exercício parece reduzir a ansiedade e o *stress* naqueles indivíduos que o adotam regularmente.

Por todos esses motivos — sua saúde geral e a saúde de sua coluna — você deveria começar a transformar os exercícios numa parte de sua vida diária. Neste capítulo, descreveremos resumidamente as três categorias de exercícios necessários para se alcançar o condicionamento físico em geral, o que o ajudará a manter uma coluna saudável: alongamento, fortalecimento e aeróbica.

Se você sofre de dor na coluna, crônica ou aguda, é importante que receba uma orientação adequada de seu médico, de um profissional da medicina alternativa e/ou de um terapeuta/treinador físico, antes de iniciar os exercícios. Ainda que tenhamos tido o máximo cuidado para descrever os exercícios corretamente, nada supera a presença de alguém para observar a maneira singular como seus músculos trabalham enquanto pratica os exercícios, para orientá-lo no sentido de se dedicar a exercícios que lhe proporcionarão os maiores benefícios e, depois, certificar-se de que você os está realizando com eficiência e de forma adequada.

Programa de exercícios para uma coluna saudável

De maneira geral, um programa correto de exercícios possui três componentes básicos: alongamento, fortalecimento e condicionamento aeróbico. Alguns dos exercícios mais eficazes para ajudá-lo a prevenir e aliviar a dor nas costas são descritos abaixo.

Alongamento

Muitos norte-americanos negligenciam a flexibilidade, mesmo aqueles que se consideram com um condicionamento físico máximo. Em parte, a razão disso pode estar na natureza não-competitiva do alongamento. Ao contrário da ginástica aeróbica ou do treinamento com pesos, não há limites de tempo ou de peso a superar. Em vez disso, o alongamento lento e contínuo dos músculos, até seu limite, e ligeiramente além, requer um esforço extremamente pessoal, um esforço que o porá em contato com a verdadeira compreensão da estrutura única de seu corpo. O alongamento aumenta a capacidade de movimento de uma articulação, ao mesmo tempo que eleva o suprimento de sangue nos músculos, reduzindo, dessa forma, a possibilidade de lesão ou distensão.

O alongamento deveria ser sempre precedido por um breve aquecimento, como saltitar no mesmo lugar, pedalar alguns minutos numa bicicleta ergométrica ou caminhar rapidamente durante cinco minutos, para aumentar o fluxo sangüíneo nos músculos. Ao executar o alongamento, você nunca deveria fazer movimentos bruscos. Ao contrário, esses devem ser lentos e fluidos, e cada posição, mantida por 10 ou 12 segundos. Respire profundamente à medida que for alongando os músculos, para permitir que estes usufruam o máximo benefício em cada alongamento e, ao mesmo tempo relaxem mais profundamente e se restabeleçam quando voltarem à posição inicial. Exercícios de yoga, que alongam os músculos lenta e continuamente, enquanto banham as células em oxigênio, através de uma respiração profunda, são particularmente eficientes para promover a flexibilidade e aumentar a circulação sangüínea. (Veja Capítulo 10 para maiores informações.)

Entre os exercícios de alongamento, criados para aumentar a flexibilidade de suas costas, encontram-se os seguintes:

Elevação da pelve. Deite-se de costas, com os joelhos dobrados. Contraia o estômago e enrijeça os músculos das nádegas. Mantendo ambos os pés e a coluna lombar apoiados no chão, levante os quadris e fique nesta posição durante dez segundos. Volte à posição inicial lentamente. Repita o exercício.

Alongamento da coluna lombar. Deite-se de costas, com as pernas esticadas à sua frente. Segure um dos joelhos e dobre essa perna, mantendo a outra reta. Puxe a perna dobrada em direção ao queixo. Mantenha a posição durante dez segundos. Repita.

Rotação da coluna lombar. Deitado de costas, levante uma perna no ar, num ângulo de 45 graus; depois, abaixe-a lentamente sobre o lado oposto de seu corpo (provavelmente à altura do quadril). Mantenha a coluna lombar e os quadris ancorados no chão. Permaneça nesta posição durante aproximadamente dez segundos. Repita com a outra perna.

Alongamento do gato. Posicione-se como se fosse rastejar, apoiando as mãos e joelhos no chão. Lenta e suavemente arqueie suas costas, como um gato, ao acordar de um de seus muitos cochilos. Ao fazê-lo, deixe a cabeça pender para baixo, trazendo o queixo para perto de seu peito. Mantenha-se assim por cerca de dez segundos; a seguir, erga lentamente a cabeça e estique as costas. A partir dessa posição, puxe os ombros para trás e levante os quadris, de maneira que você fique numa posição de semicurvatura convexa; mantenha-a por dez segundos. Depois, repita ambas as posturas para estirar totalmente todos os músculos de sua coluna.

Levantamento das pernas. Deite-se de costas, com as pernas retas à sua frente. Lentamente, levante uma perna no ar, sem dobrá-la, o que alongará suavemente a coluna lombar. Fique nesta posição durante dez segundos e, a seguir, abaixe lentamente a perna. Repita com a outra perna.

Alongamento das coxas. Deite-se de costas, com os joelhos dobrados e os pés apoiados no chão. Coloque as mãos na parte de dentro das coxas e suavemente deixe os joelhos caírem para fora; isso alongará seus músculos da virilha e das coxas.

Além desses alongamentos específicos das costas, há alguns outros que trabalham outras partes do corpo. Uma vez que a boa forma física geral e a flexibilidade deveriam ser seu objetivo final, sugerimos que inclua esses alongamentos, tornando-os parte de sua rotina diária:

Ombros/parte superior das costas. Levante seu braço direito e o faça descer pelas costas, tanto quanto for possível. Ao mesmo tempo, coloque seu braço esquerdo atrás das costas e tente alcançar os dedos de sua mão direita. Mantenha este alongamento durante cinco a dez segundos. Repita, invertendo os braços.

Peito/braços. Fique em pé de lado, próximo de uma parede, a uma distância correspondente ao comprimento de seu braço. Estenda o braço ligeiramente atrás de você e coloque a palma da mão na parede. Mantendo a mão encostada, gire seu corpo levemente para fora. Permaneça nesta posição por cinco a dez segundos. Vire-se para o outro lado e repita o exercício com o outro braço.

Panturrilha. Fique na ponta dos pés, com os calcanhares levantados, erguendo e descendo o corpo delicadamente; repita o exercício 20 vezes. Depois, aproxime-se de uma parede, a uma distância menor que o comprimento do braço; com os calcanhares apoiados no chão, incline-se para a frente na direção da parede, sustentando o peso de seu corpo sobre ambas as mãos. Mantenha as pernas retas e calcanhares no chão. Permaneça nessa posição durante dez segundos.

Tendões do jarrete. Coloque um pé cerca de 30 cm adiante do outro. Levante os dedos do pé que está na frente, mantendo-os no ar. Com ambos os joelhos ligeiramente dobrados, incline o tronco para a frente, como se estivesse fazendo uma reverência. Permaneça nessa posição durante cerca de dez segundos e sinta o alongamento das partes posterior e anterior de sua coxa. Repita com o outro pé.

FORTALECIMENTO

Para a pessoa que sofre de dores nas costas, o fortalecimento dos músculos que sustentam a coluna é essencial, particularmente dos abdominais, dos flexores dos quadris e dos músculos dos ombros e do peito. Além disso, a força e a resistência muscular como um todo são críticas para a sua saúde e boa forma de modo geral. Cada músculo de seu corpo desempenha um papel que lhe permite ficar em pé com o corpo ereto, mover-se suavemente e sentar-se adequadamente.

Você obterá firmeza e resistência muscular, aplicando força ao movimento normal do corpo. A força, ou carga, faz com que os músculos se contraiam, aumentando cada vez mais a tensão. Você pode exercer força de duas maneiras: através do peso de seu próprio corpo numa série de exercícios chamados calistênicos (erguimento, esforço, etc.) e pela utilização de pesos ajustáveis. Uma vez que as técnicas dos exercícios calistênicos e de treinamento com pesos são muito precisas e, se não forem praticadas de forma correta poderão produzir lesões, sugerimos que você freqüente uma academia local, com o objetivo de receber instruções diretas antes de iniciar um programa por si mesmo.

Uma rotina de levantamento de peso deve durar trinta minutos, implicando uma pressão lenta mas constante em diferentes músculos do corpo; ela vai utilizar o peso de seu próprio corpo (calistênicos), pesos livres ou equipamentos para desenvolver a força muscular (como o Nautilus). Sua rotina exata de exercícios deve ser formulada por um especialista de uma academia, mas, de modo geral, ela consiste de cerca de 12 exercícios: seis para a parte superior do corpo e seis para a inferior. Os exercícios que se destinam a firmar e tonificar o abdome, ombros, nádegas e flexores dos quadris são de importância fundamental para a pessoa com dores nas costas.

Para a maioria das pessoas com dor nas costas, a contração abdominal é um exercício especialmente benéfico, razão pela qual o incluímos aqui. Também conhecida como erguimento do tronco, a contração abdominal foi criada para ajudar a fortalecer os músculos abdominais, os quais, por sua vez, mantêm suas costas fortes e flexíveis. Seus músculos abdominais revestem três quartos da superfície que envolve sua coluna lombar, oferecendo a esta um grande apoio se eles mesmos se encontrarem em boa forma.

A forma correta é crucial na realização da contração abdominal. De fato, você estará prejudicando mais suas costas do que ajudando-as se não seguir cuidadosamente as instruções descritas a seguir. Se tiver dor nas costas durante ou após esse exercício, aconselhe-se sobre a forma de praticá-los com um profissional treinado.

Por favor, observe que: os exercícios anaeróbicos, que incluem os calistênicos e o levantamento de peso (com pesos livres ou com o Nautilus) geralmente não são recomendados para pessoas hipertensas ou com doença cardiovascular avançada de qualquer tipo. Tais exercícios podem causar elevações temporárias, porém significativas da pressão sangüínea. Se você sofre de hipertensão arterial e/ou de alguma doença cardíaca ou tem mais de 40 anos e não estiver habituado ao levantamento de peso, fale com seu médico e/ou terapeuta alternativo antes de praticar essa modalidade de exercícios.

Contração abdominal. Deite-se de costas com os joelhos dobrados, pressionando sua coluna lombar contra o chão. Mova o queixo, aproxi-

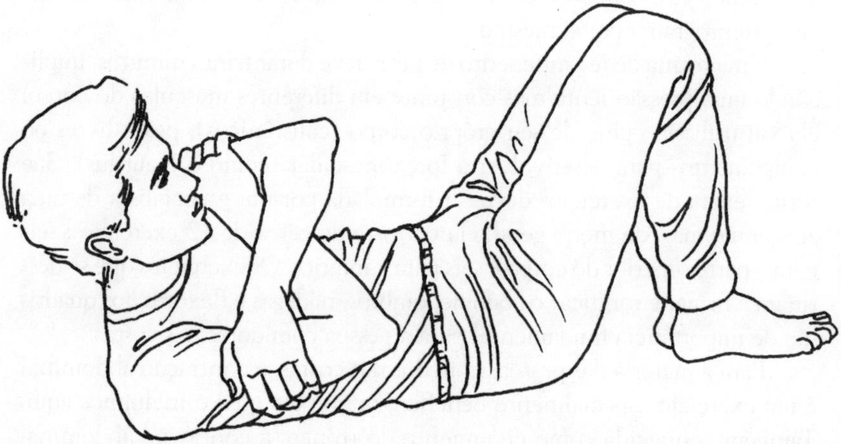

Elevação correta do tronco

O fortalecimento de seus músculos abdominais é um meio importante de proporcionar suporte para a coluna e costas. Para realizar uma elevação correta do tronco deite-se de costas, com os pés apoiados firmemente no chão e os joelhos dobrados. Cruze os braços sobre o peito. Depois, leve o queixo para perto de seu peito e erga delicadamente os ombros do chão. À medida que for contraindo os músculos abdominais, tente alcançar seus joelhos com os cotovelos. O movimento será pequeno — você irá elevar-se apenas de 3 a 5 cm do solo. Tente fazer este exercício 20 vezes, descanse por 1 minuto e depois repita a série.

mando-o do peito, e coloque as mãos entre as coxas ou mantenha-as cruzadas sobre o peito. Contraia os músculos abdominais, fazendo-os elevar a parte superior de seu corpo, até seus ombros saírem do chão. Mantenha esta posição por três segundos, depois voltando lentamente à posição inicial. Repita esse exercício de dez a vinte vezes.

Exercícios aeróbicos

Exercícios aeróbicos são aquelas atividades que promovem o condicionamento cardiovascular, por aumentarem a capacidade do corpo de levar grandes quantidades de oxigênio aos músculos que estão sendo exercitados. Os exercícios aeróbicos normalmente envolvem o trabalho de extensos grupos musculares (tais como os músculos das pernas) por um período longo de tempo, em geral mais de 20 minutos, num ritmo constante e moderado. Além de aumentar a saúde cardiovascular, o exercício aeróbico intensifica a capacidade do corpo de queimar gorduras com eficiência, usando-as como energia, e se constitui num benefício inquestionável para pessoas que estão tentando perder peso e reduzir o ônus que um peso extra representa para os músculos das costas.

Existem literalmente dezenas de atividades capazes de proporcionar benefícios aeróbicos, quando praticadas durante um tempo mais longo — pelo menos de 20 a 30 minutos — incluindo caminhadas, dança aeróbica, esqui *cross-country*, bicicleta, natação, patinação no gelo, corrida, *jogging*. Contudo, algumas dessas atividades tendem a implicar um pouco mais de risco para os músculos das costas do que outras e deveriam ser adotadas com extrema cautela.

Se você aprecia um esporte ou exercício que percebe ser causa de dor ou se tiver receio de que possa sentir dor ao tentar praticá-lo, converse com um terapeuta esportivo ou um treinador de condicionamento físico. Ele poderá ajudá-lo a modificar a atividade ou poderá trabalhar com você até que se sinta mais confortável. Lembre-se, um benefício básico do exercício é a sensação de liberdade e relaxamento que ele oferece. Você deveria usufruir com satisfação desse período de seu dia, e não sentir-se prisioneiro da atividade em si ou de qualquer ansiedade que possa sentir em relação à sua prática.

A seguir, encontra-se uma lista das atividades aeróbicas mais comuns, juntamente com a explicação de como elas podem afetar as pessoas que sofrem de problemas crônicos na coluna:

Atividades de baixo risco

- *Caminhar*: Este talvez seja o melhor exercício geral para as pessoas com e sem problemas de coluna; a caminhada exerce menos pressão sobre a coluna do que correr e, surpreendentemente, do que permanecer sentado imóvel durante longos períodos de tempo.
- *Nadar*: Como a água sustenta a coluna vertebral, a natação tende a aliviar a pressão sobre ela. As braçadas para trás e as laterais são as melhores para as costas. O estilo borboleta e o nado de peito, por outro lado, pelo fato de causarem o arqueamento da coluna, não são recomendáveis para aqueles que sofrem de dor nessa região.
- *Andar de bicicleta*: desde que você mantenha uma postura vertical, a bicicleta ergométrica ou a comum constituem um excelente exercício aeróbico, que pode ser realizado sem muito risco para a sua coluna. Certifique-se apenas de que o guidão e o selim estejam ajustados de maneira apropriada, para que você não tenha que curvar-se para a frente quando pedalar. Esteja atento também para suas pernas, que deverão ficar completamente esticadas ao pedalar, de forma que os músculos da parte de trás das coxas sejam alongados.

Atividades de risco mais alto

- *Jogging/Corrida*: Não existe um consenso ainda quanto aos benefícios ou prejuízos da corrida e do *jogging* para a coluna, porém tudo indica que essas atividades produzem uma grande pressão sobre outros ossos e articulações do corpo, principalmente dos tornozelos e dos joelhos. Além disso, se qualquer parte de seu corpo sofrer lesões ou ficar desalinhada, sua coluna poderá, em última análise, ser igualmente afetada. Por essa razão, o *jogging* e a corrida deveriam ser adotados somente com cautela — além disso, certifique-se de que se aqueceu antes de fazer um alongamento e de que se alongou antes de começar a correr.
- *Golfe*: Uma pesquisa mostrou que 25% de todos os profissionais do golfe sofrem de lesões crônicas na coluna lombar. Uma vez que o golfe exige inclinar-se e dobrar-se muitas vezes (colocar a bola na posição de jogar, recuperar a bola, e a prática da tacada prolongada assim como torcer e virar o corpo, essa atividade pode exacerbar os problemas nas costas. Se você tiver costas fracas, tais movimentos podem exercer uma enorme pressão adicional sobre a espinha e a coluna lombar. Andar pelo campo de golfe poderá proporcionar al-

gum benefício aeróbico, porém se carregar, você mesmo, seu pesado saco de tacos, isso resultará em lesões para suas costas.

- *Tênis e Outros Esportes Praticados com Raquetes*: da mesma forma que o golfe, o tênis, o frescobol e o *squash* requerem numerosas torções e arqueamentos da coluna, além de inícios e paradas bruscas. Por outro lado, esses esportes são divertidos, podem proporcionar benefícios aeróbicos se praticados num nível suficiente de brincadeira, e certamente trabalham músculos importantes, como os dos ombros, peito e flexores dos quadris. Se você quiser jogar tênis ou outro esporte praticado com raquete, inicie o jogo lentamente e assegure-se de que poderá parar caso sinta alguma dor.
- *Futebol, Basquete, Beisebol*: além de aspectos como curvar-se, levantar-se e parar-iniciar do jogo, esses esportes com freqüência implicam consequências como escorregar, cair, saltar e o contato físico com outros jogadores. Se você tiver uma coluna frágil, será melhor evitar essas atividades até que se sinta mais forte.

Orientação geral

Num mundo mais perfeito, cada um de nós se levantaria da cama bem cedo, inspiraria profundamente algumas vezes, correria sem sair do lugar durante alguns minutos, estiraria com suavidade os músculos, depois faria uma rápida caminhada, uma pequena corrida ou jogaria um *set* de tênis. Contudo, para a maioria de nós, este cenário não constitui uma realidade. Ao contrário, temos que nos esforçar para integrar os exercícios à nossa vida, tornando-os, lenta mas seguramente, parte de nossa rotina semanal, senão diária.

Se possível, e em especial se estiver sofrendo atualmente de dores nas costas, tente fazer todos os dias os alongamentos descritos neste capítulo. Incluindo o aquecimento, essa rotina não deveria levar mais do que 10 minutos.

Quanto ao fortalecimento de seus músculos e aumento de sua capacidade aeróbica, você deveria ter por meta exercitar-se entre três e cinco dias por semana, trinta minutos de cada vez. Não se deixe desencorajar caso não seja capaz de cumprir esse esquema no princípio. Todas as vezes que mover seu corpo, estará fazendo algo positivo por sua saúde, mesmo que consiga exercitar-se apenas dez minutos diariamente. Por outro lado, para perceber realmente alguma diferença na maneira como se sente em relação ao seu corpo e saúde, você precisará transformar os exercícios numa parte integrante de sua vida cotidiana.

Aqui estão algumas sugestões para você iniciar o caminho da boa forma física:

Procure seu médico ou terapeuta. O primeiro passo ao começar um programa de exercícios é consultar seu médico e/ou profissional da medicina alternativa, principalmente se estiver acima do peso adequado, tiver mais de 40 anos ou apresentar quaisquer outros fatores de risco de doenças cardiovasculares. Seu terapeuta poderá recomendar que faça um eletrocardiograma de esforço, com a finalidade de avaliar o funcionamento de seu coração e vasos sangüíneos. O tempo durante o qual é capaz de se exercitar e a intensidade da atividade que pode suportar sem ficar exausto vão ajudar seu médico a determinar uma rotina de exercícios segura para você.

Freqüência cardíaca-alvo

As freqüências cardíacas-alvo ideais são calculadas através de uma simples fórmula. Seus batimentos-alvo encontram-se entre 70 e 85% de sua freqüência cardíaca máxima; essa é calculada subtraindo-se sua idade de 220. Então, para uma pessoa com 30 anos aproximadamente, a freqüência cardíaca máxima seria 220-30, ou seja 190; a freqüência-alvo variaria entre 133 a 162 batimentos por minuto, ou 70 a 85% da freqüência cardíaca máxima.

Você poderá determinar se está ou não dentro de sua zona-alvo, tomando seu pulso imediatamente após realizar os exercícios. Algumas pessoas preferem monitorar sua pulsação periodicamente, durante a sessão. A maneira mais fácil de medir seu pulso é colocar dois dedos (não o polegar, pois ele também é um ponto de pulsação e poderá perturbar a precisão de sua contagem) em seu pulso. Conte as batidas durante dez segundos e depois multiplique o número encontrado por seis. Se sua pulsação estiver abaixo da frequência-alvo, você deveria aumentar a intensidade ou a duração de seus exercícios. Se estiver acima do padrão visado, diminua o ritmo até que a pulsação chegue a um índice adequado.

Inicie lentamente. Um estudo publicado no *Journal of the American Medical Association*, em novembro de 1989, demonstrou que o exercício moderado — definido como trinta minutos por dia de atividade leve, como por exemplo caminhar e fazer jardinagem — é quase tão benéfico para a saúde quanto os níveis mais elevados de exercício, como a aeróbica de alto impacto e o *jogging*. Além disso, a atividade física moderada é muito mais segura do que as de alta intensidade.

Escolha atividades que lhe agradem. Talvez o elemento mais importante no planejamento de seu programa de exercícios seja escolher atividades de que irá gostar a longo prazo. Raciocine desta maneira: se você se exercitar três vezes por semana, com sessões de duração de 30 minutos, você terá subido e descido escadas, corrido ou remado durante aproximadamente 78 horas — o equivalente a duas boas semanas de trabalho — no final de um ano.

Use calçados apropriados. Embora não seja necessário investir grandes somas de dinheiro em tênis sofisticados para caminhar ou praticar ginástica aeróbica, você deveria optar por um calçado que tenha um arco rígido e algum acolchoamento nos calcanhares, e na parte anterior da sola. Esse apoio o ajudará a manter o corpo adequadamente alinhado quando estiver andando ou realizando qualquer outra atividade aeróbica.

Estabeleça metas realistas. Se você levou uma vida sedentária durante muitos meses ou anos, decidir treinar para a maratona do próximo mês, correndo 15 quilômetros todas as manhãs seria contraproducente e mesmo perigoso para a sua saúde, especialmente se você sofrer de dores nas costas. Após ter falhado em atingir tal meta ou ter distendido suas costas tentando atingi-la, você ficaria frustrado e provavelmente decidiria não fazer mais qualquer tipo de exercício. Ao invés disso, estabeleça metas que sabe poder cumprir, ou talvez aquelas que se encontram apenas ligeiramente fora de alcance. O fato de alcançá-las lhe dará um sentido de orgulho e confiança em si mesmo, que certamente o manterá motivado.

Varie sua rotina. Planeje duas ou três rotinas diferentes de exercícios, além dos alongamentos diários. Pedale um dia, ande no outro, tente um esporte novo (quando sentir que sua coluna está em boa forma) no seguinte. Isso fará com que diminuam as possibilidades de você se entediar com seu programa de exercícios, uma razão fundamental para que muitos de nós terminem desistindo das respectivas decisões e voltando para as batatas fritas no sofá.

Encontre um grupo de apoio. Para a maior parte de nós, chega um momento em que nossa motivação diminui e perdemos o interesse pelos exercícios regulares. Quando isso ocorrer — e de preferência *antes* que ocorra — incentive um amigo ou pessoa de sua família a juntar-se a você, em sua busca de condicionamento físico.

O exercício periódico traz um outro benefício especial para aqueles que sofrem de dor crônica nas costas: ele serve para liberar a tensão e o *stress* que geralmente se concentram com maior intensidade nos músculos do pescoço, ombros e coluna lombar. No Capítulo 5 iremos descrever outras técnicas para aliviar as tensões emocionais.

"Se você falhar em planejar, estará planejando falhar."

Antigo provérbio

Relaxamento para o Alívio da Dor

5

Gabe Wilson, um programador de computadores, trabalha com alta tecnologia, num emprego altamente estressante; ele não consegue se lembrar de uma época em que não sofria de dor nas costas. A dor tendia a piorar durante o dia, quando ele ficava sentado diante do terminal de computador, e algumas vezes o incomodava tanto, que precisava parar o carro, em seu caminho de volta para casa, e descer para esticar as costas. Finalmente, Gabe decidiu consultar um médico para uma avaliação de seu caso.

A pedido de seu médico, Gabe submeteu-se a uma ressonância magnética da coluna lombar, uma radiografia sofisticada que não indicou quaisquer problemas de discos ou outras anormalidades. O médico, diante desse resultado, prescreveu-lhe uma medicação antiinflamatória para ser tomada regularmente e sugeriu uma rotina de exercícios, com a finalidade de alongar e fortalecer os músculos de suas costas.

Um programa de televisão a respeito de biofeedback *e sua utilidade no controle da dor crônica induziu Gabe a consultar uma especialista numa clínica local de redução de* stress. *A terapeuta especializada em* biofeedback *possuía uma técnica que surpreendeu Gabe: ela não apenas o examinou, avaliando suas radiografias, mas passou muito tempo fazendo-lhe perguntas sobre todos os detalhes de sua vida, concentrando-se em sua rotina diária, naquilo que tendia a causar maior* stress *nele durante o dia e em como ele normalmente lidava com esse* stress; *perguntou-lhe até mesmo como se encontrava seu estado emocional e espiritual.*

Depois, ela lhe mostrou o equipamento de biofeedback. *Primeiro, colocou pequenas placas, chamadas eletrodos, sobre a pele, acima dos músculos contraídos de suas costas, conectando-as a uma tela de computador. Os eletrodos mediram a quantidade de tensão nos músculos, transformando-a num gráfico que apareceu na tela do computador. A terapeuta, a seguir, orientou Gabe num exercício de imaginação guiada, destinado a fazê-lo relaxar. Ele se imaginou flutuando em águas claras e mornas e, enquanto isso acontecia, sentiu a tensão drenando-se para fora de seu corpo. Quando seus músculos relaxaram, os eletrodos transmitiram essa informação para o computador e Gabe pôde observar mudanças no gráfico.*

O passo seguinte no processo consistiu em ligar sensores de temperatura aos dedos de Gabe. Após exercitar seus dedos para aquecê-los, ele os esfriou numa xícara de água gelada. A terapeuta lhe explicou que seus dedos ficaram aquecidos porque o sangue flui para os tecidos mais rapidamente durante a execução de exercícios ou em momentos de stress. *A orientação que recebeu para aquecer os dedos, conforme os censores registraram, representou para Gabe uma boa maneira de aprender a controlar a parte do sistema nervoso que responde ao* stress *físico ou emocional. Aprendendo a relaxar seu sistema nervoso, Gabe seria capaz de liberar as sensações de* stress, *que, nele, incluíam espasmos dos músculos das costas.*

A especialista lhe deu vários exercícios de meditação para fazer em casa, pedindo-lhe que voltasse na semana seguinte. Logo, Gabe mostrou-se capaz de alterar claramente o gráfico, através do relaxamento — tanto pela diminuição da temperatura de seus dedos, quanto pelo relaxamento dos músculos. A terapeuta lhe fez uma série de sugestões para ajudá-lo a reduzir o stress *no trabalho e em casa, que incluíam fazer um maior número de pausas curtas, afastando-se do terminal de computador, respiração profunda, uma alimentação adequada e expressar o mais abertamente possível sua insatisfação, em vez de deixar que essa se acumulasse, até se transformar em raiva contida, ressentimento e tensão muscular. A terapeuta sugeriu ainda que ele usasse uma cadeira de trabalho melhor e dirigisse com uma almofada colocada na coluna lombar.*

Depois de algumas sessões, Gabe percebeu que estava tendo menos dores diariamente. O que lhe parecia ainda mais estimulante era o fato de que estava conseguindo relaxar de forma automática e respirar profundamente todas as vezes que se sentia estressado ou tenso. Sua esposa e colegas de trabalho comentaram que Gabe parecia muito mais relaxado e calmo.

O CICLO DA DOR

O caso de Gabe Wilson, de dor crônica nas costas, deriva de uma sucessão de eventos muito comuns na vida dos norte-americanos modernos. Na verdade, dor e ansiedade são duas sensações diferentes que, com freqüência, formam juntas um ciclo vicioso, envolvem e atormentam um grande número de pessoas que sofrem de dor nas costas. O *stress* e a ansiedade podem iniciar o ciclo, fazendo com que os músculos do pescoço, ombros e coluna lombar se enrijeçam e, finalmente, comecem a doer. Com o decorrer do tempo, esses músculos podem encurtar-se, tornando-se, portanto, mais vulneráveis a distensões e lesões. À medida que a dor continua, a pessoa começa a se preocupar com o que estará causando o desconforto e também com os movimentos e atividades que possam piorá-la. A preocupação se transforma em ansiedade crônica, intensificando o problema inicial e mantendo o ciclo ativo. Em outros casos, uma lesão física ocorre antes e é seguida pelo *stress* e pela ansiedade. Qualquer que seja o fator desencadeante, a dor permanece crônica e rebelde, a menos que a pessoa aprenda a romper o ciclo.

Com o *biofeedback*, Gabe Wilson encontrou uma saída para esse ciclo de dor e frustração. Outros descobriram que a hipnoterapia, a imaginação guiada e/ou a meditação os ajudam a recuperar um estado de equilíbrio e saúde. Neste capítulo discutiremos essas e outras abordagens, e como elas são usadas para tratar dores nas costas. Antes, contudo, precisamos considerar a fisiologia da dor e sua relação com o *stress*.

A trajetória da dor

Existem dois tipos básicos de dor: a aguda e a crônica. A dor aguda é um sistema de alerta, uma mensagem do corpo, dizendo que alguma coisa está errada e precisa de atenção. Quando os músculos de suas costas sofrem espasmos, por exemplo, a dor resultante protege seus músculos de um prejuízo maior, impedindo que você se mova. A dor aguda eventualmente cessa por si mesma quando o perigo desaparece e o que a desencadeou — a causa do espasmo — foi resolvido.

A dor crônica, por outro lado, prossegue por longos períodos de tempo e, aparentemente, não serve a qualquer função fisiológica útil. Seu corpo, de alguma maneira, torna-se "paralisado" dentro da dor, apanhado nesse ciclo de frustração, dor e exaustão mencionado acima. A dor crônica não é menos real ou séria do que a dor aguda. De fato, ela pode apontar para problemas físicos e emocionais mais profundos e obstinados, exigindo, para ser tratada, atenção e compromisso maiores.

Aguda ou crônica, a dor se constitui numa questão bastante individual e pessoal. Duas pessoas não vivenciam a dor ou sentem alívio para ela exatamente da mesma forma. Embora uma fratura no osso do pulso ou uma cárie num molar pareça causar o mesmo nível de dano em duas pessoas distintas, o modo como a dor é percebida por elas pode ser completamente diferente: um pode ficar prostrado, enquanto o outro vai-se queixar apenas de um ligeiro desconforto.

A palavra "percepção" é importante quando se trata de uma discussão sobre dor e sobre nossa reação a ela. Isso ocorre porque o caminho que leva do estímulo (lesão) à resposta (ai!) não segue em linha reta.

CONSELHOS PARA AS SUAS COSTAS

FAÇA PAUSAS FREQÜENTES PARA MEDITAR

Libertar-se do *stress* acumulado durante o dia não precisa ser uma questão elaborada. Sempre que se sentir particularmente tenso, apenas feche os olhos e visualize uma cena calma e agradável; veja-se boiando sobre águas frescas e límpidas, ou sentado sob estrelas cintilantes numa noite clara. Por alguns minutos, deixe seu corpo vivenciar essa cena e logo sentirá seus músculos relaxarem e seu espírito começar a se elevar.

Quando você queima um dedo no fogão, por exemplo, a sensação de dor percorre uma série de fibras nervosas, de seu dedo até seu cérebro. Há diversas maneiras pelas quais a mensagem de dor pode ser alterada ou mesmo cancelada ao longo desse percurso.

Talvez o modo mais importante utilizado pelo corpo para se proteger da dor seja a produção de substâncias chamadas endorfinas. (As endorfinas são substâncias químicas produzidas no cérebro, medula espinhal e em outras partes do corpo, como resposta à percepção da dor.) Uma vez secretadas, essas substâncias químicas têm a capacidade de ligar-se a certos receptores no cérebro e no restante do corpo, entorpecendo, dessa forma, a sensação de dor. Na realidade, opiatos sintéticos, como a morfina e a heroína, possuem uma estrutura química semelhante à das endorfinas, o que explica suas propriedades analgésicas.

O cérebro produz endorfinas sob diferentes condições, incluindo a prática de exercícios, meditação e a estimulação de pontos de acupuntura. Além disso, certas emoções e reações emocionais parecem desencadear ou obstruir a liberação de endorfinas. Alguns estudos indicam que a depressão, um efeito colateral comum da dor crônica, por exemplo, diminui a produção de endorfina, enquanto que o riso a aumenta. A auto-estima é um aspecto extremamente importante da saúde, mas em geral negligenciado. Quem sente que está destinado ao insucesso (e, por isto, não tem controle sobre sua vida) ou crê não merecer o sucesso que alcança, tende a sentir o *stress* e a dor mais intensamente do que as pessoas mais confiantes em si mesmas e que acreditam em sua capacidade de alterar o ambiente à sua volta. De fato, nossa vida emocional está diretamente relacionada com todos os aspectos de nossa saúde física, incluindo o estado dos músculos, tendões e nervos de nossas costas.

Stress e dor nas costas

Quando seu cérebro percebe qualquer tipo de dor, diferentes hormônios são produzidos para estimular um certo número de reações físicas e emocionais. Quando você está amedrontado devido à dor e/ou quanto à sua causa, por exemplo, as palmas de suas mãos começam a transpirar, sua freqüência cardíaca e pressão sangüínea aumentam e seus músculos se contraem. Conhecida como a reação de "luta-ou-fuga", essa se constitui numa resposta automática, cuja finalidade é nos manter a salvo de qualquer situação que percebemos como perigosa. Ela nos prepara para ficar e lutar com o "inimigo" (nesse caso qualquer coisa que tenha desencadeado a dor) ou nos afastar dele. Contudo quando essa reação se repete inúmeras vezes, através da dor crônica, o resultado final poderá ser mais prejudicial do que protetor. Trata-se, na verdade, de uma outra forma de *stress*, que pode pesar seriamente sobre nossa mente e nosso corpo.

Um ramo de nosso sistema nervoso, denominado sistema nervoso autônomo, é particularmente importante na reação de luta-ou-fuga ao *stress*. O sistema nervoso autônomo regula funções do corpo como as batidas do coração, movimentos intestinais, contração muscular e outras atividades dos órgãos internos. Ele se encontra dividido em duas partes, que atuam no sentido de equilibrar essas atividades: o sistema nervoso simpático acelera a frequência cardíaca, aumenta a pressão sanguínea e provoca a contração dos músculos em momentos de *stress* físico ou emocional, enquanto o sistema nervoso parassimpático trabalha para desacelerar esses processos quando o corpo percebe que o *stress* já não existe.

De fato, as duas partes do sistema nervoso autônomo representam um perfeito exemplo do equilíbrio que conhecemos como saúde. Na medicina chinesa, o sistema nervoso simpático é o "*yang*" e o parassimpático, o "*yin*" do corpo e de suas reações. Devolver a harmonia ao corpo durante e após períodos de *stress*, pelo acionamento do sistema nervoso parassimpático, é tão importante para a sua saúde quanto a reação imediata, através do sistema nervoso simpático, às ameaças percebidas, conhecidas como *estressores* ou agentes causadores de *stress*.

Dois dos mais poderosos hormônios relacionados ao *stress* são a noradrenalina e a adrenalina. Eles estimulam o sistema nervoso simpático a elevar a pressão sangüínea e a freqüência cardíaca, a fazê-lo inspirar mais oxigênio e levam os músculos a se contrair. Se você permanecer num estado de dor constante, seus músculos das costas poderão tornar-se crônica e anormalmente contraídos e, portanto, doloridos e sujeitos a espasmos.

Ao mesmo tempo, quanto mais *stress* e dor você sentir, maior será a probabilidade de assumir comportamentos de alto risco, como fumar e beber em excesso, comer além do necessário e exercitar-se pouco. Embora possa achar que esses hábitos o ajudam a relaxar, eles estarão, na verdade, aumentando a tensão em seu corpo e em suas costas, forçando-o a lidar com os efeitos negativos dessas substâncias e comportamentos.

A boa notícia, entretanto, é que dentro de nosso corpo dispomos de armas poderosas, que podem lutar contra a dor crônica e o *stress*. Em resumo, somos naturalmente capazes de elevar nossa produção de analgésicos naturais chamados endorfinas e, com freqüência, podemos ao mesmo tempo reduzir a quantidade de reações debilitantes e causadoras de dor, do tipo "luta ou foge".

O controle da dor através da redução de *stress*

Embora você possa ter a impressão de que para aliviar a dor em suas costas precisa somente de medicamentos, cirurgia ou exercícios, no fundo é pouco provável que quaisquer desses métodos vá resolver seu problema, se você permanecer sujeito a altos níveis de *stress* físico e emocional. Ao mesmo tempo que inicia outro tratamento para a dor, talvez você queira examinar alguns dos fatores relacionados ao *stress* que podem estar causando essa situação ou pelo menos contribuindo para ela.

Seu trabalho exerce pressão sobre sua saúde? E quanto a seus relacionamentos? Sua falta de atividade física? Você vive num ambiente hostil, físico ou emocional? Se responder a qualquer dessas perguntas afirmativamente, talvez seja bom pensar em como mudar sua vida, com o objetivo de suprimir ou, pelo menos, atenuar esses problemas. É possível mudar de emprego? Poderia dispor de tempo e dinheiro para uma terapia familiar, visando melhorar seu relacionamento com as pessoas que lhe são próximas? Você vê a possibilidade de integrar à sua vida diária os exercícios de alongamento e fortalecimento descritos no Capítulo 4? Embora tais mudanças fundamentais possam tomar muito tempo e exigir um firme compromisso de sua parte, o impacto em seu estado geral de saúde será provavelmente enorme.

Enquanto isso, existem vários outros métodos físicos disponíveis para reduzir o *stress*, que poderão ajudá-lo a reequilibrar seu corpo, rápida e eficientemente nos momentos de tensão. Essencialmente, você pode aprender a contrabalançar a reação de luta-ou-fuga, através da ativação de seu sistema nervoso parassimpático — o *yin* neutralizando o hiperativo *yang* (sistema nervoso simpático) — para atingir uma maior harmonia interior, serenidade e descontração. *Biofeedback*, hipnoterapia, imaginação guiada, meditação e relaxamento progressivo são apenas algumas das muitas técnicas conhecidas, que ajudam a liberar a tensão física e emocional. Você deveria tentar diferentes métodos, cada um deles por uma ou duas semanas, antes de decidir quais desses métodos funcionam melhor para você.

Biofeedback

O *biofeedback* é um dos métodos mais científicos para investigar e utilizar a ligação mente-corpo. Ele é especialmente útil para pessoas que sofrem de dor crônica, como no caso de Gabe Wilson, apresentado no início deste capítulo, e que podem aprender a usar o poder de sua própria mente para controlar e suprimir a dor. A premissa subjacente ao *biofeedback* é que qualquer um pode aprender a modificar suas funções vitais — incluindo a freqüência cardíaca, pressão sangüínea e tensão muscular — através da utilização da mente consciente. Em outras palavras, quando adequadamente treinada, uma pessoa poderá aprender a relaxar os músculos de suas costas sempre que sentir a rigidez e a contração começar a dominá-lo.

O *biofeedback* foi desenvolvido quando estudos demonstraram que os animais poderiam controlar funções corporais, anteriormente julgadas completamente automáticas, ao receberem recompensa ou punição. Médicos adaptaram essas descobertas, estabelecendo meios pelos quais os seres humanos poderiam controlar funções inconscientes através do pensamento consciente. Para Gabe Wilson e milhões de outras pessoas, essa técnica significou um ponto final em anos de frustração e dores musculares.

Conquanto existam vários métodos de aplicação do *biofeedback*, todos eles têm três pontos em comum: (1) medem uma função fisiológica (como a tensão dos músculos); (2) convertem essa medição numa forma compreensível (um gráfico ou quadro gerado por computador, como aquele usado por Gabe, luzes que piscam, níveis de mercúrio num termômetro etc.); e (3) retransmitem as informações à pessoa. É importante que a terapia com *biofeedback* seja conduzida por um profissional qualificado, o mesmo ocorrendo com todos os aspectos do tratamento da saúde. De maneira geral, alguém que conheça fisiologia e psicologia a fundo e que tenha recebido um certificado do Biofeedback Certification Institute of America.

Hipnoterapia

A hipnose ou hipnoterapia é uma técnica cujo nome deriva de Hipnos, o deus grego do sono. Desde 1958, quando a American Medical Association aprovou oficialmente a hipnoterapia como uma ferramenta no tratamento da dor nas costas, milhares de pessoas vêm-se beneficiando com seus efeitos fisicamente relaxantes e emocionalmente libertadores.

O objetivo da hipnoterapia é levar seu corpo e sua mente a um estado de relaxamento profundo, de modo a torná-los mais abertos à sugestão.

Normalmente, uma sessão de hipnoterapia se inicia com o terapeuta lhe dizendo para fechar os olhos e pensar em coisas relaxantes. Usando um tom de voz tranqüilizador, ele o guia através de um caminho de relaxamento cada vez mais profundo, pedindo que você focalize sua atenção numa palavra ou imagem. A razão para isso é aquietar sua mente consciente e tornar a mente inconsciente mais acessível, pelo bloqueio de todos os pensamentos e estímulos externos. Como a mente inconsciente é menos crítica, as sugestões têm uma chance melhor de surtir efeito, o que seria mais difícil se você permanecesse num estado normal de vigília.

Quando você estiver completamente relaxado, o terapeuta poderá sugerir que sinta a dor nas costas de um modo diferente, mais agradável, ou imagine a dor fluindo para fora de seu corpo numa corrente de energia. Ele poderá, ainda, introduzir sugestões pós-hipnóticas, isto é, idéias a respeito da dor e do alívio da dor que vão entrar em ação depois que você sair do estado hipnótico. Essas sugestões visam ajudá-lo a suprimir a dor todas as vezes que ela ocorrer. Em última análise, o objetivo fundamental do tratamento é lhe transmitir um sentido maior de controle sobre sua dor.

Ao escolher um hipnoterapeuta, você deveria pedir indicações a seu médico, além de solicitar informações em instituições nacionais de treinamento e licenciamento de profissionais da área; nos Estados Unidos, temos, por exemplo, o American Institute of Hypnotherapy e a International Medical and Dental Hypnotherapy Association. (Veja Leitura Recomendada no final do livro para mais informações.)

Imaginação dirigida

Relacionada com a hipnoterapia é uma outra forma de tratamento das dores nas costas, que utiliza o poder da mente humana como sua estratégia básica. A imaginação do homem — a parte de nosso coração e nossa mente capaz de representar e perceber imagens e sentimentos — é um dos mais potentes recursos, em relação à saúde, de que você dispõe. Pela utilização do poder de sua mente, você poderá ajudar a evocar uma resposta física em seu corpo, visando relaxar os músculos, estimular seu sistema imunológico e reduzir a dor. De fato, a imaginação dirigida está sendo usada, no presente, para tratar diversas outras desordens, além da dor nas costas, incluindo a hipertensão, problemas gastrintestinais, alergias e a síndrome pré-menstrual.

Além de ajudá-lo a relaxar o corpo, a imaginação dirigida também lhe permite ter acesso às suas emoções. Ao visualizar a dor em suas costas como um monstro vermelho e irado que você pretende banir de seus domínios, por exemplo, você aprenderá a compreender melhor o nível de frustração e aflição em que a dor o colocou, e o poder e controle sobre seu corpo que poderá desenvolver se lhe for dada a oportunidade de romper o ciclo vicioso.

Embora lhe seja possível conduzir sua própria sessão de imaginação dirigida, é melhor, enquanto aprende, ter um profissional treinado, de preferência alguém experiente quanto a seu tipo particular de dor, para planejar um programa e orientá-lo passo a passo, até que todo o processo se torne familiar para você. Fale com seu médico, pedindo-lhe que o ajude a encontrar um terapeuta qualificado ou veja em Leitura Recomendada, pág. 197, para mais informações.

Meditação

Assim como o *biofeedback*, a hipnoterapia e a imaginação guiada, a meditação é um exercício mental que afeta os processos corporais. O propósito da meditação, no aspecto do relaxamento, é obter controle sobre os pensamentos; você poderá escolher aquilo em que deseja se concentrar, deixando o *stress* fluir para fora de seu corpo. A meditação para relaxar não requer um aprendizado especial e pode ser realizada a qualquer momento do dia e em qualquer ambiente confortável. O necessário é cerca de 15 minutos de silêncio ininterrupto.

A meditação é eficaz, tanto na redução do *stress* geral, quanto no relaxamento dos músculos tensos devido à ansiedade e à preocupação. Quando você medita, acalma o sistema nervoso simpático, diminuindo, dessa forma, seus batimentos cardíacos e o estado de contração muscular. Além de lhe trazer benefícios físicos, a meditação poderá ajudá-lo psicologicamente, por lhe permitir focalizar a causa de sua tensão, auxiliando-o também na busca de meios para alterar suas reações aos desafios que encontra em sua vida. Pesquisadores descobriram que a meditação está relacionada com uma maior auto-realização, sentimentos mais positivos diante de uma situação estressante, melhora na qualidade do sono e até mesmo com uma força adicional quando se está no processo de deixar de fumar.

Existem muitos livros úteis sobre meditação disponíveis no mercado, os quais relatam de forma detalhada as posições mais corretas de sentar-se, o que esperar, e também as frases mentais a ser usadas. Há, ainda, escolas de meditação, que se dedicam a treinar médicos e leigos, familiarizando-os com os diversos aspectos do processo de meditação. Porém, os elementos básicos da meditação são bastante simples e podem ser aprendidos por qualquer pessoa que esteja disposta a lhes dedicar alguns minutos todos os dias. Um exercício simples de meditação é descrito abaixo:

Exercício básico de meditação

Este é um exercício simples de meditação, que poderá ajudá-lo a relaxar e a desviar sua atenção das coisas que causam *stress* em sua vida. Comece permanecendo sentado durante alguns minutos — talvez apenas entre cinco e dez minutos — até sentir-se à vontade com essa prática. (Se estiver interessado em ler mais sobre meditação, veja Leitura Recomendada, pág. 197.)

1. Certifique-se de estar usando roupas confortáveis, soltas e que não apertem nenhuma parte de seu corpo. Agasalhos de ginástica ou *shorts* e uma camiseta são ideais.
2. Encontre um lugar sossegado, onde você não seja perturbado. Tente não se sentar num lugar que possa distrair sua atenção, como diante de uma janela, por exemplo.
3. Sente-se no chão, numa posição confortável. Se não conseguir fazê-lo, sente-se numa cadeira de espaldar reto.
4. Deixe as mãos descansarem sobre suas pernas.
5. Abaixe as pálpebras, até que seus olhos estejam quase fechados, mas não completamente.
6. Inspire profundamente, deixando o ar sair devagar.
7. A maneira mais fácil de iniciar a meditação é contando suas respirações. Inspire, conte um. Expire, conte dois. Inspire, conte três. Expire, conte quatro. Faça isso até dez e depois recomece novamente a partir de um.
8. Permaneça sentado aproximadamente cinco minutos na primeira semana ou nos primeiros dias (tente marcar o tempo com um cronômetro de cozinha, de maneira que não precise se preocupar em acompanhar o relógio). Gradualmente, estenda o tempo de meditação, até que este atinja entre 15 a 30 minutos, todos os dias.

RELAXAMENTO PROGRESSIVO

O relaxamento progressivo é uma técnica usada para induzir o relaxamento nervo-muscular. Ela foi desenvolvida pelo dr. Edmund Jacobson, um médico que aplicou essa técnica em pacientes internados em hospitais de doenças nervosas. Ela implica a contração de um grupo muscular, com seu posterior afrouxamento, e o movimento lento de um grupo muscular para outro. O objetivo de contrair primeiro os músculos é ensinar as pessoas como reconhecer mais rapidamente a sensação produzida pela tensão muscular — como perceber imediatamente quando os músculos estão contraídos e aprender a relaxá-los. O relaxamento progressivo também traz benefícios psicológicos. Estudos mostram que a auto-estima é aumentada, a depressão reduzida e os distúrbios do sono aliviados em pessoas que praticam esse método de relaxamento durante um período de várias semanas.

Normalmente, uma sessão de relaxamento progressivo se inicia com a contração e o afrouxamento dos músculos dos pés e das pernas, subindo lentamente pelo corpo, para os quadris, abdome, região da coluna lombar, região superior da coluna, braços e pescoço. Depois de adquirir maior experiência com o relaxamento progressivo, você deverá estar apto a relaxar grupos musculares isolados — os músculos da coluna lombar, por exemplo, estando em pé ou sentado. No começo, será mais útil percorrer todo o corpo, dos pés à cabeça. O exercício a seguir vai ajudá-lo, como ponto de partida:

Exercício de relaxamento progressivo

1. Deite-se no chão, com os joelhos dobrados. Assegure-se de que a parte côncava de sua coluna esteja encostada no chão, para não correr o risco de uma distensão muscular. Se quiser, apóie a cabeça num travesseiro baixo.
2. Inspire profundamente e contraia os músculos de seus pés, encolhendo os dedos.
3. Ao relaxar, expire. Note a diferença na sensação produzida pelos pés relaxados.
4. Inspire novamente e contraia os músculos da panturrilha. Mantenha-os contraídos por alguns segundos.
5. Ao expirar, solte os músculos da panturrilha, dizendo para si mesmo: "Sinto-me relaxado."
6. Continue o processo com seus joelhos, coxas, estômago, peito, braços, ombros, coluna lombar e parte superior da coluna, pescoço e rosto. Cada vez que contrair e soltar os músculos, sinta-se mergulhar num estado cada vez mais profundo de relaxamento.
7. Quando terminar o exercício, respire rítmica e profundamente durante cinco minutos, usufruindo a sensação de relaxamento.
8. Repita o exercício diariamente.

Aprenda a relaxar

À medida que for aprendendo mais sobre seu corpo e o modo como ele reage ao *stress*, desenvolverá também a capacidade de chegar ao estado de relaxamento mais rápida e diretamente. Por exemplo, você poderá estar sentado diante de sua mesa de trabalho e perceber que os músculos de seus ombros estão tensos. Para relaxá-los, você poderá contraí-los ainda mais e depois deixar que afrouxem. Quando se concentrar na sensação de calor e relaxamento produzida pelos músculos soltos de seus ombros, você poderá sentir que todo seu corpo e espírito se acham igualmente relaxados.

Qualquer que seja o método de relaxamento escolhido, tente nunca fazer com que sua prática se transforme numa tarefa enfadonha, mas sim num sentido de libertação e alegria. Estas simples sugestões destinam-se a ajudá-lo a encontrar paz e evitar a frustração:

Plano de relaxamento. Quando perceber que o prazo para completar uma tarefa se aproxima ou que a semana será particularmente cheia e estressante, tente programar algum tempo — mesmo que apenas alguns minutos — todos os dias, para exercitar um dos métodos de relaxamento descritos acima ou, simplesmente, para fazer uma caminhada, o que aliviará a pressão. Provavelmente, você voltará ao trabalho sentindo-se rejuvenescido e mais capaz de concentrar sua atenção.

Aumente seu sentido de auto-estima e controle. Ao compreender que possui poder e controle sobre seu ambiente interior, verificando ser capaz de realizar com êxito mudanças positivas em sua saúde física e mental, isso elevará automaticamente sua auto-estima e lhe dará um novo sentido de confiança em si mesmo. Com paciência e dedicação, esses hábitos poderão tornar-se a parte favorita de sua rotina diária.

Lembre-se de rir. Embora possa ter-se tornado lugar-comum dizer isto, o riso é realmente um dos melhores remédios conhecidos pelo homem. O humor proporciona um equilíbrio saudável para toda a hostilidade, ansiedade e tensão que sentimos todos os dias. Se você conseguir encarar o mundo e a si mesmo com uma ponta de humor e um toque de excentricidade, descobrirá que sua mente não se encontra mais tão sobrecarregada, o *stress* não é tão intenso e suas dores passaram a ser menos incômodas e debilitantes.

Os cinco métodos de relaxamento discutidos neste capítulo poderão vir em seu auxílio para melhorar seu estado mental e saúde geral, assim como ajudá-lo a aliviar suas dores nas costas. Outro fator comumente negligenciado no desenvolvimento e na progressão da dor crônica de todos os tipos é a nossa alimentação. De fato, como vamos expor no Capítulo 6, aquilo que comemos — ou deixamos de comer — numa base diária, exerce um efeito direto sobre nosso estado de saúde física e emocional.

"O caminho é
a própria recompensa."

Provérbio taoísta

6

Alimentação e o Fator Nutrição

Embora tendamos a discutir a alimentação e a nutrição em sua relação com doenças como hipertensão, doenças cardíacas e desordens gastrintestinais, o fato é que aquilo que comemos afeta cada aspecto de nosso "eu" físico e emocional, incluindo nossos músculos e ossos e nossa capacidade de lidar com o *stress* e a tensão. Se você sofre de dores nas costas, poderá descobrir que mudando seus hábitos alimentares, estará ajudando seu corpo a curar-se sozinho.

Para muitos norte-americanos, o assunto "alimentação", como um todo, tornou-se saturado de tédio, frustração e, com mais freqüência, de confusão. Uma manchete de jornal proclama as virtudes de se usar margarina em vez de manteiga; depois — praticamente no dia seguinte — o mesmo jornal publica uma história a respeito dos perigos dos ácidos graxos polissaturados, um ingrediente comum na margarina. Não obstante, existem alguns preceitos gerais a serem seguidos que nos permitirão trilhar o caminho correto.

Enquanto isso, é importante enfatizar que o propósito, ao você fazer certas alterações em seus hábitos diários, não é acrescentar apreensão ou ansiedade à sua vida. Como um adulto com dor crônica nas costas, você provavelmente já sofreu o suficiente com essas emoções negativas para uma vida inteira. Ao contrário, sua meta com certeza seria concentrar-se em acrescentar equilíbrio e satisfação aos seus hábitos alimentares regulares, e não criar um novo plano de alimentação, restritivo e difícil de seguir.

Uma das definições para a palavra equilíbrio é "um estado de estabilidade tanto do corpo como das emoções", enquanto outra se refere ao equilíbrio como "um estado de harmonia". Ao tentar aliviar os sintomas da dor nas costas você estará, em essência, procurando restabelecer o equilíbrio nutricional, físico e emocional que foi perdido em sua vida.

Quando o fizer, tenha em mente que a criação de um estilo de vida saudável nunca deveria representar um trabalho difícil ou desagradável, a ser temido ou desprezado. Pelo contrário, você deve pensar nele como uma oportunidade de proporcionar ao seu corpo e alma os ingredientes integrais de que eles precisam para vicejar e florescer. No presente capítulo, vamos explorar quatro diferentes maneiras pelas quais sua alimentação talvez esteja afetando sua saúde em geral, assim como a saúde de sua coluna:

- Comer para manter a saúde e fortalecer os ossos e os músculos
- Compreender as alergias aos alimentos
- Acrescentar suplementos nutricionais à sua alimentação
- Aprender a usufruir o que come, através do estabelecimento de padrões alimentares relaxantes

A criação de uma alimentação equilibrada

Um peso acima do normal constitui-se num fator de risco significativo no desenvolvimento da dor nas costas. O excesso de peso poderá forçar os músculos das costas, prejudicar a postura e comprimir em demasia os discos da coluna lombar. Não é surpreendente, portanto, o fato de que a maioria das pessoas obesas sofre de problemas crônicos de coluna. Segundo a American Heart Association, mais de 170 milhões de norte-americanos têm excesso de peso, o que pode ajudar a explicar a razão pela qual a dor nas costas é uma das queixas médicas mais comuns no país atualmente.

Por que estar acima do peso é um problema tão disseminado nos Estados Unidos hoje? Embora a maioria de nós tenda a responsabilizar sua própria falta de vontade e reconhecida indolência, podemos observar uma série de outros fatores que, no decorrer dos anos, conspiraram para nos transformar num país de "comedores de batatas fritas no sofá". A multiplicidade de aparelhos e comodidades que visam economizar energia humana, como os automóveis, máquinas de lavar roupa, televisões e videocassetes, tornaram bem mais fácil levar uma vida sedentária.

Encare a situação da seguinte maneira: no início deste século, mais da metade de todos os norte-americanos se ocupavam da agricultura e da construção, o que satisfazia suas necessidades diárias de exercício. Quando nossos bisavós e avós eram jovens, ninguém se inscrevia em academias de ginástica ou praticava *jogging*: eles aravam os campos, lavavam roupas manualmente e cortavam lenha para aquecer suas casas. Mesmo os nossos pais tendiam a levar vida mais ativa do que a que temos agora, pelo menos quando eram crianças e adolescentes. Havia menos carros, a televisão não dominava o tempo de lazer e o trabalho manual, no emprego e em casa, não era tão fácil de evitar. Hoje, temos de realizar um esforço para proporcionar ao nosso corpo o exercício cardiovascular e muscular de que precisa para ter vitalidade.

Ao mesmo tempo, crescemos numa época em que o supermercado moderno se transformou num depósito de substâncias saturadas de gordura e geradoras de obesidade, das quais nós, também com o passar do tempo, aprendemos a gostar. Os vegetais deixaram de ser saborosos para nós, a menos que estejam lambuzados de manteiga ou cobertos de molho, as frutas passaram a ser servidas, basicamente, em tortas doces, as carnes carregadas de gordura passaram a ser preferidas, como fontes de proteínas, em relação aos peixes e vegetais; alimentos com pouco poder nutritivo, como, por exemplo, as barras de chocolate e o sorvete tornaram-se fundamentais e a insistência na conveniência, subordinando a nutrição, levou ao uso de conservantes, sódio e outros aditivos em quase todos os alimentos encontrados nas prateleiras dos supermercados.

Desde 1970, aproximadamente, quando a assim chamada mania de saúde atingiu os Estados Unidos, nós, lenta mas seguramente, tornamo-nos mais educados quanto a uma alimentação correta. Infelizmente, uma vez que ser magro (mas não necessariamente saudável) nessa sociedade passou a representar *status* e sensualidade, as mensagens sobre saúde e boa forma passaram a gerar ansiedade e angústia com muito mais freqüência do que inspiração e encorajamento.

Como resultado, muitos de nós desenvolveram um relacionamento doentio com a comida, o que subverte mesmo os nossos melhores esforços para aprimorar nossos hábitos alimentares. Prova disso é o fato de termonos tornado ainda mais obesos nos últimos anos, a despeito de grandes quantidades de informação no campo da nutrição, além de uma ampla disponibilidade de alimentos sem gordura.

Perca peso com uma alimentação saudável

A contínua ansiedade a respeito do estado de nosso corpo produz tanta pressão sobre as nossas costas quanto quaisquer quilos a mais que possamos estar carregando. Portanto, a mudança em nossos hábitos alimentares, visando reduzir as quantidades de gordura e calorias (se precisarmos perder peso) em nossa alimentação deve ser realizada de forma lenta e cuidadosa. Felizmente, o Departamento de Agricultura dos Estados Unidos desenvolveu, recentemente, um plano de alimentação saudável e fácil de compreender, que focaliza a tarefa de proporcionar ao corpo todos os nutrientes essenciais de que ele necessita, reduzindo, ao mesmo tempo, substâncias potencialmente prejudiciais, como a gordura e o açúcar, o máximo possível.

Esse esquema, denominado Plano da Pirâmide, é mostrado adiante. Como você pode ver, os carboidratos complexos (pão integral, macarrão, arroz, etc.) deveriam constituir a parte principal de nossa ingestão diária de alimentos, enquanto as gorduras e os açúcares deveriam ser consumidos em pequenas quantidades. Mesmo sem contar calorias, é provável que você seja capaz de manter um peso saudável se seguir esse esquema.

Por outro lado, caso precise perder algum peso, terá que estar ainda mais atento para aquilo que come e para as quantidades que ingere. No âmago dessa questão repousa um simples fato: para perder peso, você deve consumir menos calorias do que gasta. Uma vez que 3.500 calorias equivalem a aproximadamente 450 g de gordura, para perder esse peso você terá que consumir 3.500 calorias a menos do que o seu corpo precisa para manter o peso ou queimar 3.500 calorias a mais, através de exercícios.

Perder peso, então, significa comer cada vez menos? Não necessariamente. Na verdade, estudos têm demonstrado que pessoas ativas e magras geralmente ingerem uma média diária de 600 calorias *a mais* do que seus semelhantes obesos. Nesse caso em particular, a palavra-chave é "ativa": essas pessoas estão queimando mais calorias todos os dias, por meio do exercício e do aumento do metabolismo produzido pelo exercício regular.

Em segundo lugar, você poderá comer a mesma quantidade que sempre comeu e ainda assim perder peso — se ingerir o tipo correto de alimento. Os carboidratos complexos, por exemplo, são usados mais eficiente-

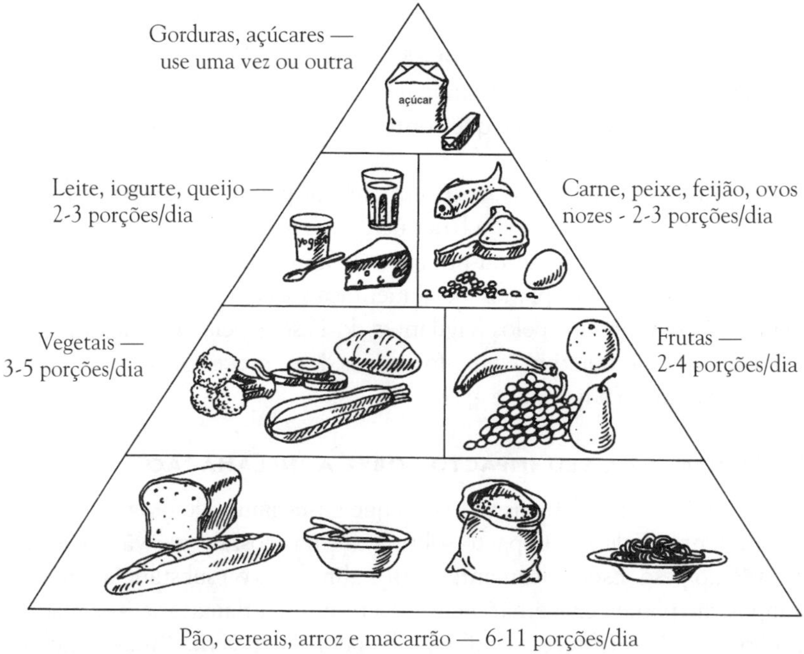

A pirâmide alimentar

Uma alimentação saudável é parte importante de qualquer plano de prevenção e/ou tratamento — tradicional ou alternativo — da dor nas costas. Embora cada indivíduo tenha suas próprias necessidades alimentares, a Pirâmide de Alimentos do FDA, apresentada acima, oferece orientações gerais seguras para uma alimentação saudável, com baixos níveis de gorduras e rica em carboidratos.

mente do que a gordura, sendo, portanto, menos provável que se acumulem como gordura em seu corpo. Por outro lado, um grama de gordura fornece mais do que o dobro de calorias do que um grama de carboidratos (9 calorias comparadas com 4). É por essa razão que 30 g de batatas fritas — preparadas em gordura e totalizando mais de 160 calorias — engorda mais do que 30 g de batata assada, que contêm cerca de 30 calorias e nenhuma gordura.

Finalmente, dessa forma, você será capaz de planejar um programa saudável de alimentação, que o ajudará a perder ou manter o peso, sem que lhe seja necessário sentir fome ou privar-se de alimentos que o satisfaçam e saciem. Existem muitos planos de alimentação saudáveis à sua disposição, como os desenvolvidos pelos Vigilantes do Peso e pela American Heart Association, cujo objetivo é guiá-lo através desse processo, caso você precise de orientação adicional e apoio.

Os alimentos e seu impacto sobre a inflamação

Entretanto, há algumas sugestões que gostaríamos de fazer a respeito dos alimentos e de seu impacto sobre a dor nas costas, que vão além da questão do peso. Especificamente, certos alimentos ou substâncias em sua composição podem exacerbar ou inibir a resposta inflamatória — a reação do corpo à lesão ou infecção pode envolver dor, calor, vermelhidão e inchaço. (Lesões das costas passíveis de desencadear uma reação inflamatória incluem tensões musculares, distensões e anormalidades em discos, entre outros.)

Mais tarde, neste capítulo, discutiremos a possibilidade de uma alergia a alimentos, ou sensibilidade aos mesmos, se constituir num fator de desenvolvimento do seu caso particular de dor nas costas. Mesmo que você não sofra de alergia a alimentos poderá considerar a possibilidade de reduzir certos alimentos em sua alimentação e aumentar a quantidade de outros. Dessa maneira, você será capaz de aliviar um pouco da dor ou do desconforto, ao mesmo tempo que fortalece seu sistema músculo-esquelético. Se você sofrer de ataques crônicos ou agudos de dor nas costas, preste atenção aos seguintes alimentos, quando refletir sobre sua alimentação:

Proteína. A proteína é encontrada em cada célula do corpo, constituindo-se na segunda substância mais encontrada (depois da água) no corpo de uma pessoa com peso normal e soma cerca de um quinto do peso de um adulto normal. Mais importante para a presente discussão, a proteína é o maior componente dos músculos e dos ossos. Para que a saúde de seus músculos, tendões, ligamentos e ossos seja mantida, você necessitará consumir uma certa quantidade de proteína todos os dias.

Infelizmente, contudo, os norte-americanos tendem a ingerir enormes quantidades de proteínas — muito mais do que precisam — sendo que a maior parte delas provém de fontes ricas em gordura e colesterol, tais como as carnes vermelhas e o queijo feito com leite integral. Uma alimentação rica em proteína animal não somente contribui para a obesidade, mas pode também aumentar a perda de cálcio no corpo, que leva ao desenvolvimento da osteoporose. Além disso, uma alimentação com altos índices de proteínas representa uma sobrecarga significativa para os rins, que necessitam realizar um grande esforço para excretar o excesso de resíduos derivados da lise das proteínas.

Portanto, ainda que sua saúde músculo-esquelética dependa do consumo de proteínas em quantidades suficientes, você deve evitar a ingestão exagerada do tipo incorreto dessa substância. A boa notícia é que a proteína pode ser encontrada numa ampla variedade de alimentos, incluindo cereais, nozes, feijão e lentilha, e também em fontes animais com baixos índices de gordura, como o atum e outros peixes, a carne magra de aves e o peito de peru.

Determinação de seu consumo de proteínas: Se você tem uma alimentação normal, balanceada — uma dieta rica em carboidratos complexos e pobre em gorduras —, poderá facilmente proporcionar ao seu corpo toda a proteína de que ele precisa. O homem ou a mulher médios, pesando 68 quilos, necessita ingerir cerca de 55 g de proteína, diariamente. Você poderá obter essa quantia através do consumo do equivalente a 120 gramas de carne branca de frango, uma xícara de macarrão, uma xícara de leite desnatado ou meia xícara de feijão-de-lima cozido.

Frutas e Vegetais. Tanto as frutas quanto os vegetais têm, com poucas exceções, baixos índices de gorduras e calorias, sendo ricos em fibras, vitaminas e minerais. De máxima importância quanto ao alívio da dor nas costas são os antioxidantes encontrados nesses alimentos, especificamente o betacaroteno (que o corpo converte em vitamina A), as vitaminas C e E e o selênio. Os antioxidantes parecem reduzir os efeitos deletérios do processo inflamatório, protegendo as células dos músculos, tendões e ligamentos contra os danos provocados pelos radicais livres — moléculas instáveis criadas por vários processos químicos normais do corpo (como a resposta imunológica que produz a inflamação) ou por influências ambientais, como a radiação e a fumaça dos cigarros. Quanto mais antioxidantes você consumir, menos provavelmente sofrerá o dano causado às suas células.

Determinação de seu consumo de frutas e vegetais: É bastante seguro afirmar que quanto mais frutas frescas e vegetais você comer, melhor será. De acordo com a Pirâmide Alimentar, você deveria esforçar-se para ingerir de 2 a 4 porções de frutas frescas e de 3 a 5 (ou mais) porções de vegetais frescos todos os dias. Para informações mais detalhadas sobre como vitaminas e sais minerais específicos podem afetar o processo inflamatório e, portanto, a dor em suas costas, veja a seção "O ABC dos Suplementos Nutricionais" numa outra parte deste capítulo.

Cálcio. Embora tenhamos a tendência de pensar nos ossos como sendo um tecido sólido e morto, eles são, na verdade, extremamente vivos e ativos. O tecido ósseo absorve e libera, constantemente, diferentes minerais para manter sua força e densidade. O cálcio é de importância fundamental para isso; ele se constitui no fator essencial para a formação dos ossos e dos dentes, além de ajudar a produzir uma contração muscular adequada. Sem a quantidade suficiente de cálcio e de outros minerais, o processo de perda óssea, conhecido como osteoporose, poderá instalar-se, especialmente à medida que envelhecemos. Quando a osteoporose ocorre na coluna e nos quadris, a dor nas costas é um efeito secundário freqüente.

O corpo começa a desenvolver a massa óssea na primeira infância e continua a fazê-lo durante todo o período de crescimento e no início da fase adulta. Durante o estágio de envelhecimento, contudo, precisamos consumir quantidades extras de cálcio porque o corpo não mais absorve o cálcio dos alimentos com a mesma eficiência com que o fazia quando éramos mais jovens. Como agravante, tendemos a comer alimentos que causam uma excreção muito maior de cálcio — substâncias como sódio, cafeína e bebidas gaseificadas são especialmente prejudiciais ao processo de absorção de cálcio.

Embora receba a maior parte da atenção quando se trata a osteoporose, o cálcio dificilmente é o único mineral necessário para manter nosso sistema músculo-esquelético saudável. Ele atua melhor em conjunto com outros nutrientes, como a vitamina D, o magnésio e o boro, entre outros.

Determinação de seu consumo de cálcio: Para conseguir atingir o máximo de densidade óssea, seu corpo deve ter uma ingestão de cálcio suficientemente elevada para manter a integridade estrutural de seus ossos e também para compensar as perdas de cálcio que ocorrem com a excreção. Seu objetivo deveria ser consumir cerca de 1.000 miligramas ou mais de cálcio, diariamente — 1.500 se você estiver grávida ou for uma mulher na fase de pós-menopausa. O leite, iogurte e queijo contêm altos índices de cálcio facilmente absorvível; porém, para evitar o consumo excessivo de gordura, escolha versões com menores índices de gordura ou desnatadas desses alimentos. Além disso, você deveria tentar adicionar à sua alimentação outros alimentos ricos em cálcio que não os laticínios, como sardinhas e verduras (folhagem do nabo, couve e suas variedades, e brócolis, por exemplo).

O cálcio não é o único nutriente importante para a manutenção de ossos saudáveis. Você precisa consumir quantidades corretas de vitamina D (encontrada no peixe, leite vitaminado, e também produzido pelo corpo em reação à luz solar), magnésio (encontrado em cereais integrais, verduras cruas, nozes e bananas), e outros nutrientes, como o boro e o selênio. Com uma alimentação balanceada, você será capaz de obter o suficiente dessas vitaminas e minerais. Caso tenha alguma razão para suspeitar que não está conseguindo níveis suficientes de um certo nutriente, poderá considerar o uso de suplementos nutricionais.

Gorduras. Embora todas as gorduras tenham potencialmente o poder de torná-lo obeso, se você as ingerir em quantidades excessivas, elas não possuem todas a mesma natureza. Enquanto algumas gorduras em sua alimentação são cruciais para muitos processos corporais diferentes, outras podem causar danos às células. Em geral, a gordura animal contida em carnes e laticínios tenderá a agravar a resposta inflamatória — contribuindo, dessa forma, para a dor nas costas; por outro lado, gorduras derivadas de peixes de águas frias, como a cavala, o arenque, a sardinha e o salmão vão ajudar a reduzir a inflamação. Os óleos de peixe contêm uma substância chamada ômega-3, que atua no sentido de impedir que as gorduras animais causem danos às células.

Determinação de seu consumo de gorduras: Segundo a American Heart Association e a United States Dietary Association, uma alimentação saudável deveria obter não mais que 30% de suas calorias da gordura — de qualquer que seja o tipo de gordura. Além disso, você deverá reduzir, tanto quanto possível, as quantidades de gordura saturada, como a encontrada nos produtos animais e na gordura vegetal hidrogenada.

A RELAÇÃO DA DOR COM O AÇÚCAR

Como a gordura, o açúcar é uma substância vital para o corpo humano. A glicose, o principal açúcar do sangue, é um combustível básico para o corpo, sendo essencial ao funcionamento de todas as células. Entretanto, você não precisa consumir qualquer tipo de açúcar para suprir seu corpo de glicose. Ao contrário, seu corpo decompõe os carboidratos complexos (cereais, vegetais e frutas), e algumas vezes proteínas e gorduras, para produzir toda a glicose de que necessita.

Sempre que você ingere alimentos, o hormônio insulina é liberado na corrente sangüínea. Através de um complexo processo químico, a insulina ajuda as células do corpo a absorverem glicose e a usá-la como energia. Uma certa quantidade de glicose é armazenada no fígado e no tecido muscular sob a forma de glicogênio.

Quando o corpo precisa de energia extra, durante momentos de desgaste físico ou *stress* emocional, o glicogênio é convertido em glicose e utilizado como energia.

Algumas pessoas crêem que se comerem alimentos doces, esses vão aumentar seus níveis de energia. Ao ingerirmos açúcares simples, como o açúcar refinado de mesa ou o açúcar encontrado em biscoitos, balas e bombons, os níveis de glicose no sangue se elevam rapidamente. Contudo os níveis de insulina também se elevam na mesma proporção e, antes que perceba, você terá uma queda nos índices de glicose.

Seus músculos — incluindo aqueles que sustentam sua coluna vertebral — podem-se tornar exauridos e, portanto, mais suscetíveis às distensões, luxações, ou a outras formas de lesões.

Somada a isso, uma ligação química ocorre entre o tecido muscular, o revestimento das articulações e o açúcar no líquido que os banha. Essa reação, chamada glicosilação, repete-se contínua e irreversivelmente na proporção direta do nível de açúcar no sangue.

Como resultado, quanto mais extensa é a ligação, mais esforço os tecidos de seu corpo têm que realizar. Portanto o consumo de açúcar está diretamente relacionado com a rapidez com que seus tecidos podem se tornar danificados através desse processo.

Finalmente, o excesso de açúcar em sua alimentação e corrente sangüínea pode interferir no funcionamento adequado de seu sistema imunológico. Se este falhar, pelo consumo excessivo de açúcar, poderá ocorrer infecção, exaurindo ainda mais seu corpo e deixando-o predisposto às dores.

De maneira geral, de vez em quando você pode comer um doce, se isso for de seu agrado. Entretanto, por muitas razões, incluindo as diretamente relacionadas com a sua dor nas costas, você deveria tentar limitar as quantidades de açúcar que consome todos os dias.

Compreenda a relação alimentos/alergia

O néctar de um homem é o veneno de outro — pelo menos quando se trata dos alimentos que comemos e do modo como eles nos afetam. Algumas pessoas são altamente sensíveis a certos alimentos ou a substâncias que fazem parte de sua composição, as quais podem piorar os sintomas da dor nas costas.

Se tiver algum motivo para acreditar que seu caso de dor nas costas está relacionado com a osteoartrite, com a artrite reumatóide ou com outra desordem inflamatória, peça a seu médico para testar possíveis alergias a alimentos. Há muitas indicações de que uma reação inflamatória pode ser desencadeada em alguns indivíduos por uma hipersensibilidade alérgica a certos alimentos ou substâncias relacionadas a eles.

A alergia é uma reação imunológica a uma substância que a maioria julga inócua. Seu sistema imunológico foi criado para defender seu corpo de organismos e substâncias prejudiciais, tais como bactérias, vírus e outros invasores. Quando ele reconhece uma substância como sendo prejudicial, prepara uma resposta, através da produção de anticorpos e substâncias químicas que vão atacar a substância agressora.

Se seu sistema imunológico reagir a substâncias estranhas normalmente benignas, como o pólen ou certos alimentos, você será alérgico a esses materiais. Quando entrar em contato com um alimento ou fator ambiental (pólen, mofo ou fumaça de tabaco), aos quais é alérgico, seu sistema imunológico os atacará, da mesma forma como faria se fosse um vírus ou uma bactéria. Ele libera uma substância chamada histamina (substância produzida pelo corpo, que pode agir como um estimulante irritante). No momento em que a histamina é liberada nos pulmões, ela causa a secreção de muco e um estreitamento e inchaço dos tecidos que revestem as vias respiratórias. Isso leva a uma respiração difícil e à tosse. Em alguns casos, a histamina pode ser liberada nas articulações dos quadris e/ou espinha, gerando uma resposta inflamatória cujo resultado poderá ser a dor nas costas.

Embora você possa ser alérgico a qualquer alimento, os culpados mais comuns, no que se refere à dor na coluna, especialmente a ligada à artrite, são as plantas da família da solanáceas, que incluem o tomate, a batata, a berinjela e as pimentas. Esses alimentos tendem a desencadear uma reação inflamatória. Outra planta da mesma família é o tabaco. Não somente o fumo pode causar uma reação alérgica, mas já ficou demonstrado que a nicotina reduz o fluxo sangüíneo nos músculos, complicando ainda mais a situação de qualquer pessoa que sofra de dor nas costas.

Se você estiver preocupado com a possibilidade de seus sintomas serem afetados por alimentos ou outras substâncias que consome, fale com seu médico. Ele poderá lhe sugerir que observe sua alimentação e sintomas, anotando tudo o que come, quando o faz, e os sintomas que surgem no decorrer de um dia. Após umas poucas semanas poderá — ou não — se destacar um padrão. Se lhe parecer que a dor em suas costas é provocada por um certo alimento, faria sentido, evidentemente, evitá-lo no futuro.

Em última análise, a regra prática deveria ser: "Se o fizer sentir-se mal, não coma!" Em vez disso, coma alimentos que contribuam para a sua saúde e bem-estar geral, evitando aqueles que parecem intensificar seus sintomas ou desequilibrar seu corpo.

Se você fuma, pare o mais depressa que puder. Fale com seu terapeuta a respeito de ervas naturais, da clorofila e do aminoácido L-glutamina, que poderão auxiliá-lo em seus esforços para derrotar esse hábito. Acupuntura, hipnose e *biofeedback*, todos esses métodos têm sido usados com sucesso em programas para deixar de fumar, mas o primeiro passo será sentar-se e realmente convencer-se de que deseja abandonar o fumo. Se tentar fazê-lo apenas porque alguém lhe diz que ele lhe é prejudicial, provavelmente não será bem-sucedido.

O ABC dos suplementos nutricionais

Embora numa situação ideal recebêssemos todos os nutrientes de que precisamos, através dos alimentos ingeridos, muitos pesquisadores crêem que suplementar nossa alimentação com certas vitaminas e minerais se constitua num importante componente de qualquer tratamento bem-sucedido da dor nas costas. Os seguintes nutrientes são os mais freqüentemente mencionados em sua relação com esse problema:

Boro. O oligoelemento boro parece oferecer vários benefícios àqueles que sofrem de dor nas costas. Foi comprovado que ele exerce um efeito positivo na absorção do cálcio pelos ossos, especialmente em mulheres pós-menopausadas. Essa absorção mais elevada de cálcio poderia ajudar na redução da osteoporose e da dor nas costas por ela induzida. Alguns estudos demonstraram que o fato de suplementar diariamente sua alimentação com cerca de 10 a 20 miligramas (mg) de boro pode ser benéfico, sendo certamente seguro fazê-lo. Nos alimentos, o boro pode ser encontrado em grandes quantidades nas frutas não-ácidas, verduras, nozes e legumes, no vinho e na sidra.

Complexo B. Todas as vitaminas do complexo B, incluindo as vitaminas B_1, B_2, B_3, B_6, B_{12} e o ácido fólico, são consideradas importantes para o desenvolvimento e a manutenção dos ossos e músculos do corpo. Além disso, as vitaminas B_1, B_3 e B_6 são particularmente úteis na redução da ansiedade, ajudando, assim a prevenir a dor nas costas causada pelo excesso de *stress*. A vitamina B_6, como já foi provado, também auxilia no alívio da dor da síndrome do túnel do carpo, do pinçamento do nervo médio do pulso e distensão dos tendões da mão e do ombro. É bastante possível que a vitamina B_6 também ajude a diminuir a dor causada por problemas funcionais semelhantes na coluna.

Alimentos ricos em vitaminas B incluem peixe, nozes, cereais, ovos, fígado e as carnes magras. Se o seu terapeuta perceber que você não está obtendo vitaminas do complexo B em quantidade suficiente, através de sua alimentação, você poderá tomar cerca de 25 a 100 mg de vitaminas do complexo B (disponíveis nas formas de dose única, de absorção prolongada, ou de doses menores, para serem tomadas várias vezes ao dia). Além disso, se houver suspeita de envolvimento de nervos ou tendões, você poderá adicionar uma dose de vitamina B_6, até o máximo de 10 a 50 mg por dia. Se estiver particularmente ansioso ou estressado, poderá adicionar até 3.000 mg por dia de vitamina B_3 (também conhecida como niacina).

Vitaminas C, E e outros antioxidantes. Como foi discutido acima, os antioxidantes ajudam a prevenir a lise das células do corpo, incluindo a que ocorre com o exercício. A sensibilidade que poderá sentir após uma atividade extenuante será devida, em parte, às moléculas de oxigênio geradas durante a prática de exercícios, e que são prejudiciais aos tecidos. Essas moléculas de oxigênio atacam as gorduras nas membranas das células musculares, enfraquecendo-as e deixando-as expostas a lesões maiores.

Somado a isso, o exercício prolongado ou prejudicial aos músculos faz com que o sistema imunológico responda de uma maneira muito semelhante à que faz nos casos de infecção, em essência desencadeando um ataque, com o objetivo de destruir o tecido muscular danificado para que um novo tecido substitua o antigo. Esse ataque poderá tornar-se descontrolado, atingindo igualmente tecidos musculares sadios. Os antioxidantes, especialmente a vitamina E, como se descobriu, efetivamente diminuem a velocidade desse processo.

Aumentando a quantidade de antioxidantes, ingeridos através das frutas e vegetais frescos, assim como de suplementos vitamínicos, você poderá evitar que as células musculares de suas costas sejam danificadas, inflamem e causem dor. As doses recomendadas de suplementos de vitamina C variam entre 250 e 3.000 mg por dia. Observe, entretanto, que a vitamina C pode ser muito ácida — quanto mais você ingerir maior será o risco de desenvolver uma irritação estomacal. As doses suplementares recomendadas de vitamina E oscilam entre 200 e 800 unidades internacionais (UI), diariamente.

Ácidos graxos ômega-3. Esses ácidos graxos, derivados principalmente de peixes de águas frias, como a cavala e o salmão, inibem a resposta inflamatória. (Além disso, o ômega-3 também ajuda a reduzir os níveis de colesterol no corpo.) Se você deseja suplementar sua alimentação, poderá tomar de 1.000 a 10.000 mg por dia. Assegure-se de comprar suplementos alimentares que contenham 150 a 1.000 mg de EPA, o ácido graxo ativo nessa substância.

Magnésio. Além de atuar em conjunto com o cálcio, auxiliando na formação de ossos saudáveis, o magnésio desempenha um papel importante no que se refere à contração e relaxamento musculares. O magnésio também é necessário para a produção de uma substância química no organismo, chamada trifosfato de adenosina (ATP), a "casa de força" molecular, da qual o corpo depende para realizar quase todo o seu trabalho físico, mental e bioquímico.

O magnésio é encontrado em grandes quantidades em verduras, nozes e legumes. Contudo muitos de nós podem não obter magnésio suficiente, em particular as mulheres que tomam pílulas anticoncepcionais, pessoas que ingerem muita bebida alcoólica e pessoas cuja alimentação consiste primariamente de alimentos refinados. Você poderá usar suplementos de magnésio contendo de 600 a 800 mg de substância ativa, diariamente, para compensar essa deficiência ou para complementar o suprimento que recebe de alimentos frescos.

DL-fenilalanina. Esse suplemento aminoácido sintetizado pelo homem demonstrou ser um eficiente analgésico, porque parece inibir a lise das endorfinas, aumentando, dessa forma, o efeito dessas substâncias no sistema de alívio da dor gerado pelo próprio corpo.

Selênio. Esse oligoelemento constitui-se num componente de uma enzima, responsável pela prevenção do acúmulo de radicais livres. Se você ingerir apenas 200 microgramas desse nutriente todos os dias, poderá ajudar a proteger seus músculos e ossos de lesões. Chamo sua atenção para o fato de que o selênio não age sozinho: ele exige quantidades suficientes de vitamina E para funcionar de modo eficaz como um antioxidante.

Agora que já leu sobre como melhorar sua alimentação, evitando alimentos que podem ser prejudiciais à sua saúde, enquanto apóia sua própria capacidade interior de promover a saúde, é o momento de abordar outra questão importante: a maneira como pensa a respeito da alimentação poderá estar afetando seus níveis de *stress* e, portanto, seu estado de tensão e ansiedade diários.

Estabeleça uma abordagem saudável da alimentação

Alimento é nutrição. Os nutrientes que provêm dos alimentos ingeridos por você todos os dias são os catalisadores de milhões de milagres maiores e menores — as batidas de seu coração, o nascimento de uma idéia, os sentidos do paladar e do olfato — que se realizam no interior do laboratório químico que é seu corpo.

Os alimentos são também uma fonte de prazer. Não comemos meramente visando ingerir as várias vitaminas, minerais e outras substâncias de que necessitamos para sobreviver. Ao invés disso, comer representa uma atividade extremamente sensual: sentimos o aroma da comida, seu paladar, admiramos suas cores e texturas e percebemos sua consistência em nossas bocas. Dependendo das circunstâncias, nosso sentido de audição poderá ser igualmente estimulado pela conversa das pessoas à nossa volta ou pelos sons de uma música de fundo suave.

Ao refletir sobre seus hábitos alimentares, faça a você mesmo as seguintes perguntas: você se permite usufruir os aspectos sensuais do comer ou simplesmente pensa na comida como um combustível para o seu corpo? Ou, pelo contrário, come apenas aquelas coisas que têm bom paladar, sem considerar seu valor nutritivo? Existem alimentos que gosta de comer, mas que parecem aumentar a dor em suas costas ou, de alguma forma, desequilibrar seu organismo? De acordo com suas respostas a essas perguntas, você poderá descobrir que sua abordagem de alimentação poderia passar por um pequeno reajuste.

Regras a serem seguidas em sua alimentação

Ao estruturar um plano alimentar correto para você, tenha em mente estas metas gerais:

Tudo o que é bom deve ser feito com moderação. A menos que tenha uma alergia ou sensibilidade específicas, aparentemente nenhum alimento é prejudicial para você, no que se refere à dor nas costas. Entretanto, para manter o corpo e a mente em boas condições, limite a ingestão de gorduras, açúcar, cafeína e álcool.

Adicione variedade à sua alimentação. Através do consumo de vários tipos de alimentos durante o dia, não somente estará melhorando suas chances de obter todos os nutrientes de que precisa, mas também, provavelmente, descobrirá que passou a apreciar sua alimentação mais do que nunca. Pelo menos uma vez por semana, proponha-se a experimentar um novo alimento — uma fruta ou vegetal exóticos, por exemplo — ou prepare um prato diferente.

Permita-se a oportunidade de apreciar os aspectos sensuais do comer. Com muita freqüência, descobrimo-nos engolindo a comida, sem realmente perceber seu sabor ou nos deleitar com sua textura ou aroma. Comer apressadamente também significa negar a nós mesmos o prazer de arrumar a mesa com elegância e nos demorar numa boa refeição, em companhia de nossa família e amigos. Dedique tempo para transformar a refeição numa experiência a ser saboreada, em vez de considerá-la como uma atividade automática.

Planeje refeições e concessões especiais. Embora devêssemos todos ter por objetivo comer, tanto quanto possível, de maneira saudável, ingerindo alimentos nutritivos, muitos de nós desejam alimentos não-ideais — e nunca é benéfico tentar nos privar deles permanentemente. Ao integrarmos algumas concessões ocasionais à nossa alimentação, podemos satisfazer esses desejos, sem minar nossos planos de uma alimentação saudável. Dependendo de seu peso, saúde e gostos pessoais, talvez queira comer uma sobremesa especial uma vez por semana ou um *cheeseburger* no almoço, com todos os acompanhamentos, uma vez por mês.

Coma alimentos que o façam sentir-se bem e com saúde. Preste atenção à maneira como se sente após as refeições. Se geralmente fica sem disposição ou sente algum desconforto, poderá estar se excedendo na quantidade de comida, deixando de ter uma dieta balanceada, ou consumindo alimentos que não são adequados à estrutura particular de seu corpo. Alimentos nutritivos, bem preparados e comidos numa atmosfera de relaxamento deveriam nutrir seu corpo e sua alma. Se precisar de maiores informações, fale com seu médico ou com um nutricionista.

Você teve aqui a oportunidade de ver como aquilo que ingere pode afetar seus músculos, ossos e vida emocional. No próximo capítulo, teremos uma outra abordagem do alívio da dor nas costas, que focaliza os poderes de cura das mãos humanas sobre músculos e articulações lesadas e doloridas.

"A natureza cura,

o médico trata."

Anônimo

Ajuda Através das Mãos: Trabalho com o Corpo e Massagem

7

O toque humano é, talvez, a terapia mais subestimada neste país, no que tange ao alívio da dor nas costas, dores de cabeça e uma série de outros problemas músculo-esqueléticos relacionados com o *stress*. Nossos médicos modernos tendem a favorecer as técnicas diagnósticas e terapêuticas de alta tecnologia, em detrimento de métodos mais sutis e intuitivos, como o toque e a conversa aberta.

Até em nossa vida pessoal, nós, norte-americanos, nos inclinamos a guardar nossas mãos para nós mesmos. Um estudo realizado nos anos 60 comparou o comportamento, no aspecto do toque, de casais sentados em cafés no mundo todo. Em San Juan, Porto Rico, as pessoas se tocavam 180 vezes por hora; em Paris, França, elas se tocavam em média 110 vezes no decorrer de uma hora, enquanto que em Gainesville, na Flórida, as pessoas se tocavam apenas duas vezes numa hora.

Ao evitarmos tocar um ao outro, estamos desperdiçando uma das formas mais significativas de comunicação humana, e um dos métodos terapêuticos mais eficazes conhecidos pelo homem. Como o toque pode fazer tanto assim? Considere isto: a pele é um dos órgãos mais extensos e importantes, cobrindo uma superfície de cerca de 3,5 a 5,5 m^2 e pesando entre 2,5 e 3,5 kg, conforme a altura e peso de uma pessoa. Além de formar um revestimento protetor em torno dos músculos, vasos sangüíneos e órgãos internos, a pele constitui-se numa estrutura extremamente sensível e cheia de vitalidade. Um fragmento de pele de aproximadamente 3 cm contém mais de três milhões de células, de 100 a 300 glândulas sudoríparas, 91 cm de vasos sangüíneos e mais de 50 terminações nervosas.

Não deve surpreendê-lo, portanto, o fato de que, quando sua pele é tocada, os sentimentos gerados vão muito além da superfície, atingindo as profundezas de seu "eu" emocional. No momento em que uma pressão mais forte é aplicada, seus músculos, tecidos e órgãos se beneficiam igualmente.

Durante séculos, curadores, em quase todas as culturas, no mundo todo, têm usado o poder do toque como um método de curar doenças e aliviar a dor. Em décadas mais recentes, a massagem e outros métodos de manipulação corporal, usando-se as mãos humanas como instrumentos de saúde e cura, vêm, finalmente, obtendo maior popularidade e aceitação também nos Estados Unidos.

No presente capítulo, vamos discutir alguns dos meios pelos quais as técnicas de manipulação corporal podem ajudar a curar o corpo, aproximando-o do estado ideal de equilíbrio e integridade que conhecemos como saúde. Realizada por mãos experientes, a massagem poderá:

- Ajudar a relaxar o corpo, uma vez que acalma o sistema nervoso
- Relaxar músculos tensos ou com espasmos
- Desprender tecido cicatricial, soltando aderências que podem se formar após lesões musculares ou longos períodos de inatividade
- Promover a cura, por estimular a circulação de células do sistema imunológico
- Desencadear a liberação de endorfinas, os analgésicos naturais do corpo
- Aumentar a circulação sangüínea, ajudando a remover resíduos químicos prejudiciais dos músculos e tecido nervoso
- Auxiliar na redução do inchaço e de outros sintomas da inflamação
- Liberar emoções reprimidas e potencialmente tóxicas, através da respiração profunda e da expressão verbal durante a massagem
- Devolver aos músculos, ossos, tecido conjuntivo e órgãos um alinhamento adequado

Existem virtualmente dezenas de diferentes trabalhos corporais e técnicas de massagem que podemos escolher. Embora o objetivo de todas as formas de massagem e manipulação corporal seja fazer com que o corpo volte a um estado de equilíbrio e saúde, as técnicas são ligeiramente diferentes entre si. A seguir, teremos uma breve descrição de vários métodos disponíveis nos Estados Unidos, atualmente.

Massagem terapêutica

A palavra *massagem* deriva do árabe *massa*, que significa acariciar, afagar. Na massagem terapêutica e seu ramo sueco, a pele é massageada e manipulada, aplicando-se pressão sobre músculos tensos. Também podem ser empregadas batidas, pequenos golpes rápidos ou movimentos de percussão com as mãos ao longo da espinha dorsal e dos músculos.

Desenvolvida na Suécia há cerca de 150 anos, a massagem sueca é a forma mais utilizada nos Estados Unidos. Essa técnica implica cinco movimentos básicos:

- *Effleurage*: consiste de toques longos e deslizantes, do pescoço até a base da coluna vertebral, ou do ombro até as pontas dos dedos. O *effleurage* destina-se a familiarizar o terapeuta com o corpo de seu paciente e o paciente com o terapeuta.
- *Petrissage*: implica erguer suavemente os músculos, afastando-os dos ossos e, a seguir, rolá-los e apertá-los, novamente com uma pressão delicada. O *petrissage* tem por objetivo aumentar a circulação, através da liberação de toxinas dos músculos e do tecido nervoso.
- *Fricção*: toques que consistem na aplicação de movimentos circulares profundos, próximo às articulações e outras áreas ósseas (como as laterais da coluna vertebral), usando-se os polegares e as pontas dos dedos. A fricção solta aderências, que se constituem em nós, resultantes da aglutinação de fibras musculares durante o processo de restabelecimento de uma lesão, contribuindo, assim, para a manutenção de músculos e articulações mais flexíveis.
- *Tapotement*: golpes curtos, como num movimento de picar alimentos, aplicados de várias maneiras diferentes: com os lados das mãos, pontas dos dedos ou com punho fechado. O *tapotement* visa liberar a tensão e a contração de músculos em estado espasmódico.

- *Vibração*: ou agitação; o terapeuta pressiona suas mãos sobre as costas ou membros do paciente e, rapidamente, as faz vibrar durante alguns segundos. Destinada a aumentar a circulação sangüínea e a força dos músculos em presença do contato, a vibração é particularmente útil para pessoas que sofrem de dores nas costas.

Muitos profissionais da área da saúde praticam a massagem atualmente, incluindo fisioterapeutas, treinadores de atletas, enfermeiros, assim como massagistas licenciados. Uma consulta com um terapeuta especializado em massagem leva de 30 a 60 minutos. Na maioria dos casos, vão pedir que tire suas roupas, deite-se numa mesa de massagens, colocando um lençol sobre o corpo. Antes de iniciar a sessão, o terapeuta poderá fazer-lhe perguntas sobre seu histórico médico e estado emocional e físico em geral. Sua privacidade e recato deverão ser respeitados o tempo todo pelo terapeuta. Óleos agradavelmente aromatizados podem ser usados durante a massagem.

Além das formas ocidentais de massagem terapêutica, das quais existe um grande número de variações, temos as técnicas orientais, basicamente o *shiatsu* e a *acupressura*, ambas desenvolvidas a partir da teoria médica chinesa. Segundo a medicina chinesa, possuímos canais de energia, denominados meridianos, que correm através do corpo e ao longo dos quais flui a energia. Quando essa se torna bloqueada, podem ocorrer a dor e a doença. No Capítulo 9, Medicina Chinesa no Tratamento da Dor nas Costas, a filosofia e as técnicas do shiatsu e da acupressura serão discutidas com maiores detalhes. Por enquanto, é suficiente dizer que esses métodos de massagem, amplamente usados, concentram-se na liberação da energia bloqueada dentro do corpo, empregando, ao mesmo tempo, uma massagem terapêutica e calmante.

A Técnica de Alexander

A postura — modo pelo qual mantemos nosso corpo ao ficarmos em pé, ao nos sentar e ao nos mover — tem um efeito direto sobre o estado de nossa saúde física e mental, ou assim alegou Frederick Matthias Alexander, um ator shakespeariano da Austrália, que viveu no final do século passado e início deste. Atormentado pela perda crônica da voz, Alexander estudou a maneira como falava, declamando seus versos diante de um espelho. O que observou o surpreendeu: sempre que começava a falar, ou mesmo pensava em falar, tendia a contrair o pescoço, mover a cabeça para a frente e para trás, curvando ligeiramente as costas. Quando alterava esses movimentos musculares habituais, entretanto, percebia que sua voz voltava com força integral.

Baseado em sua própria experiência, Alexander enunciou a teoria de que a causa fundamental de muitas desordens — em particular aquelas diretamente relacionadas com o sistema músculo-esquelético, como a dor nas costas — é a tensão muscular, que resulta do fato de mantermos nosso corpo numa posição incorreta durante muitos anos. Ele desenvolveu uma técnica, através da qual os terapeutas poderiam ajudar seus pacientes a "desaprender" movimentos ou posturas errados.

O fundamento da Técnica de Alexander consiste em você permitir que sua coluna vertebral alongue-se lentamente para cima, até uma extensão ótima, por meio do relaxamento da tensão em seu pescoço, enquanto ergue sua cabeça, de forma que essa repouse exatamente sobre a espinha. Todas as vezes que se mover, sua cabeça deverá liderar o movimento, sendo seguida pela coluna vertebral; deixe que todo o seu corpo se alongue até seu comprimento máximo e equilibrado.

Durante uma sessão típica da Técnica de Alexander, que pode durar até uma hora e meia, o terapeuta lhe pedirá que se sente, fique em pé ou se deite numa mesa (completamente vestido). Ele, então, vai tocar sua cabeça, pescoço e coluna, sentindo qualquer tensão ou compressão musculares. Suavemente, deslocará seu corpo, visando colocá-lo em alinhamento, e o ajudará, com palavras e movimentos, a encontrar uma postura correta e a relaxar os músculos de suas costas e pescoço. Finalmente, como o passar do tempo, você terá aprendido a manter e mover seu corpo de uma forma totalmente nova e, espera-se, livre de dor.

Hoje, existem cerca de 500 instrutores da Técnica de Alexander no país todo. Para obter sua filiação na sociedade profissional nacional — a North American Society of Teachers of the Alexander Technique — um terapeuta deverá ter completado pelo menos 1.600 horas de treinamento.

O Método de Feldenkrais

De acordo com Moshe Feldenkrais, sua dor nas costas pode ser causada por padrões negativos de movimento, resultantes de sua auto-imagem, que o leva a manter seu corpo de uma certa maneira no decorrer do dia. Se você quiser mudar o que sente em suas costas, a teoria de Feldenkrais postula, deverá alterar sua forma de pensar sobre si mesmo e sobre seus movimentos corporais.

Assim como a técnica de Alexander, o Método Feldenkrais visa romper velhos hábitos, substituindo-os por novos. Quando você consulta um terapeuta especializado neste método, ao qual as pessoas se referem como "professor", esse lhe pedirá que se deite numa mesa (totalmente vestido) ou se sente numa cadeira de espaldar reto. O professor moverá muito suavemente diferentes partes de seu corpo, mostrando-lhe e explicando-lhe como seu corpo foi feito para se mover, livre e de forma equilibrada. Em vez de forçar uma determinada postura, o Método Feldenkrais o ajudará a explorar e a experimentar essas mesmas posturas, até você descobrir um estilo de movimento que o faça sentir-se forte e centrado, e livre da dor.

Cerca de 300 terapeutas possuem certificados que lhes permitem trabalhar com o Método Feldenkrais nos Estados Unidos, atualmente. Num período de cerca de três anos de estudo (meio período), eles aprendem como reconhecer desalinhamentos e desequilíbrios, e trabalhar com pacientes para revertê-los.

Mioterapia

Técnica desenvolvida por Bonnie Prudden, a mioterapia é baseada na idéia de que antigas lesões podem resultar em bolsões ocultos de dor, chamados "pontos-gatilho". Esses pontos podem ser causados por qualquer trauma — emocional ou físico — em qualquer idade ou parte do corpo. Os pontos-gatilho relacionados com a dor nas costas incluem velhas distensões ou lesões geradas por um acidente, anos de postura incorreta ou por quaisquer ferimentos e cicatrizes emocionais. Uma vez ativados, os pontos-gatilho forçam o músculo afetado a se encurtar e a permanecer como tal, restringindo sua capacidade de movimento.

Ao consultar um mioterapeuta, este vai em primeiro lugar anotar seu histórico médico e lhe fazer perguntas a respeito de seus sintomas. Pedirá, depois, que tire suas roupas e vista um avental. Cuidadosamente, e usando uma combinação de intuição e treinamento, o terapeuta vai localizar seus pontos-gatilho, através da pressão suave ao longo de sua coluna ou de outra parte do corpo. Uma vez que os pontos-gatilho podem "enviar" a dor para um local distante no corpo, obedecendo a padrões previsíveis, você não deveria surpreender-se se seu terapeuta começar a trabalhar primeiro com seus pés ou mãos.

Quando um ponto-gatilho é encontrado, o terapeuta aplica pressão, imediatamente acima desse ponto, utilizando o cotovelo, os nós dos dedos ou os próprios dedos. Embora o paciente freqüentemente sinta dor com a pressão, uma vez interrompida, a dor desaparece. Como uma ligeira sensibilidade poderá fazer-se presente durante um ou dois dias, já que os músculos relaxados tentam se contrair novamente, voltando às antigas posições de contração, o terapeuta poderá sugerir vários exercícios de alongamento ou técnicas de massagem que você mesmo poderá executar.

Para se submeter a um tratamento de mioterapia, você deverá ser encaminhado ao terapeuta por um médico. Existem hoje em dia aproximadamente 200 mioterapeutas licenciados no país.

Rolfing

Esta técnica, também denominada *integração estrutural*, foi desenvolvida nos anos 70 pela bioquímica Ida Rolf. Segundo a dra. Rolf, a dor ou a doença ocorrem quando o corpo sai de um alinhamento adequado, devido a uma postura ou movimentos habituais incorretos. Com o correr do tempo, a fáscia (tecido conjuntivo que recobre músculos e órgãos) é obrigada a compensar o desequilíbrio e a se distender, mantendo o corpo nessa posição incorreta, e eventualmente dolorosa. Quando isso ocorre, a fáscia se torna mais rígida e sólida, como resultado de aderências ou cicatrizes.

Para devolver ao corpo um estado de saúde e equilíbrio, a dra. Rolf sugeriu que o tecido conjuntivo profundo seja manipulado e alongado, para a posição correta. Quando a fáscia retorna à sua posição natural, os músculos, vasos sangüíneos e nervos que estiveram fora de alinhamento, lentamente voltam ao ponto de origem. Finalmente, o corpo seria reestruturado para adequar-se a seu objetivo original, formando uma única linha vertical, que se estende desde a cabeça e ombros, passando pelo tórax até as pernas. Quando isso ocorrer, a postura vai melhorar, os músculos atuarão mais facilmente, e com mais força, e a auto-estima será aumentada.

O *rolfing*, como esta técnica é conhecida, não está isento de dor. Para estimular e realinhar o tecido conjuntivo profundo, o terapeuta especializado terá que aplicar alguma força ao massagear os tecidos. É provável que na primeira consulta, o terapeuta tire fotografias para que você possa ver como mantém seu corpo ao permanecer em pé ou sentado. O terapeuta lhe perguntará sobre seus antecedentes médicos, estado emocional e sua dor nas costas, além de querer saber sobre outros sintomas presentes. Depois, você se deitará numa mesa ou no chão (totalmente vestido ou só com a roupa íntima), enquanto o terapeuta examina seu corpo, massageando articulações e músculos com os dedos, nós dos dedos ou cotovelos. Com isso, ele tentará reorganizar o tecido fascial, levando-o a um alinhamento correto, erguendo, alongando e equilibrando o corpo.

Os terapeutas que trabalham com o *rolfing* recebem treinamento no Rolf Institute, em Boulder, Colorado. O curso inclui dois períodos de treinamento, de nove semanas cada um, seguidos por uma série de aulas (educação continuada), após o término do curso e obtenção da licença para clinicar.

A abordagem Trager e o equilíbrio zero

Milton Trager, M.D., delineou esta forma singular de trabalho corporal há mais de 50 anos. Com movimentos que incluem balançar, sacudir e alongar o corpo — muito suavemente — um terapeuta da linha Trager se propõe a levar o corpo de uma pessoa a um estado mais natural e relaxado. O trabalho se caracteriza não somente pela massagem, mas pela tentativa de liberar padrões negativos que os pacientes carregam na mente. Um processo como este é extraordinariamente pessoal e intuitivo, tanto da parte do terapeuta, quando da pessoa tratada.

Além do trabalho corporal envolvendo as mãos, a abordagem Trager também ensina "Mentástica", ou movimentos que fluem livremente, destinados a aumentar sua percepção de como seu corpo se move atualmente e, mais importante, o que fazer para que ele se movimente com menos esforço. Recomenda-se às pessoas que apresentam dor na coluna lombar, o exercício chamado "movimento pendular lento". Para realizar esse exercício, você fica em pé e, lentamente, transfere o peso de seu corpo para a perna direita e depois para a esquerda. Embora sutil e simples, esse movimento ajuda a aumentar sua percepção da inata simetria e alinhamento de seu corpo, trazendo-o, dessa forma, de volta ao equilíbrio.

Uma sessão de Trager dura aproximadamente uma hora e meia. A maioria das pessoas tem consultas semanais ou mais freqüentes, quando a dor é aguda. Os terapeutas da linha Trager passam por um treinamento especializado, com duração entre seis meses e um ano. Devido à natureza íntima e intuitiva da abordagem Trager, é essencial um bom relacionamento, baseado na confiança, entre paciente e terapeuta.

Uma disciplina relacionada com essa abordagem, denominada equilíbrio zero, e criada pelo osteopata californiano Fritz Smith, constitui-se numa outra técnica, simples e baseada no realinhamento suave da coluna vertebral.

Algumas precauções gerais

Embora esses métodos de manipulação corporal e massagem sejam seguros para a maior parte dos indivíduos, é importante que você siga umas poucas orientações gerais, antes de procurar um terapeuta especializado em qualquer tipo de massagem:

Passe por uma avaliação médica cuidadosa de seu problema de dor nas costas. O fator que desencadeou a maioria dos casos de dor nas costas não pode ser identificado e, para um grande número dessas pessoas, a manipulação corporal pode ajudar a amenizar seu quadro. Entretanto existem alguns casos nos quais a massagem ou a manipulação corporal podem prejudicar mais do que beneficiar, especialmente se for empregada a massagem profunda. Certos tipos de fraturas ou herniações de discos, por exemplo, podem piorar com a massagem. Fale com seu médico ou terapeuta sobre seu problema em particular, antes de marcar uma sessão de massagem.

Não se submeta a massagens quando estiver com febre alta ou apresentar alguma doença infecciosa ou maligna. Como a massagem estimula o fluxo sangüíneo, bactérias, vírus e até mesmo células cancerosas podem — em certos casos — disseminar-se mais rapidamente por seu corpo se você se submeter à massagem. Mais uma vez, fale com seu médico ou terapeuta caso tenha quaisquer dúvidas.

A *massagem pode não lhe ser indicada se você apresentar veias varicosas, flebite ou outros problemas relacionados com vasos sangüíneos.* Uma massagem vigorosa poderá pressionar mais os vasos ou até mesmo desprender um coágulo de sangue.

Assegure-se de que o terapeuta especializado em massagem ou manipulação corporal que escolher seja um profissional qualificado.

"A grande arte
da vida
é a sensação;
sentir
que existimos,
mesmo se estivermos
sofrendo."

Lord Byron

8 Manipulação da Coluna Vertebral: Quiroprática e Osteopatia

Em 1992, um estudo da Rand Corporation revelou que a manipulação da coluna vertebral — a principal ferramenta de duas formas de medicina alternativa, conhecidas como quiroprática e osteopatia — superou a cirurgia e os medicamentos no alívio da dor nas costas, para a maioria das pessoas. O estudo Rand confirmou muitas pesquisas anteriores, incluindo um trabalho de 1990, publicado no *British Journal of Medicine*, que mostrava que a manipulação da coluna vertebral era muito mais eficaz que a medicina convencional no tratamento da dor nas costas.

Em essência, a terapia com manipulação da coluna vertebral é apenas o que parece ser: o tratamento da dor nas costas e de outras desordens, através do reajuste das vértebras. Como foi discutido no Capítulo 3, a coluna vertebral é constituída de 24 ossos, chamados vértebras, que circundam a medula espinhal, a qual, por sua vez, é um feixe de tecido nervoso que se inicia na base do crânio e termina na parte superior da coluna lombar. Entre vértebras adjacentes estão situados pares de nervos espinhais, que se estendem a todas as demais partes do corpo. Se as vértebras se tornam desalinhadas — devido a um trauma, *stress* ou desequilíbrio químico — é exercida uma pressão sobre os nervos da área afetada. O resultado disso pode ser a dor crônica nas costas, além de uma série de outras desordens.

Duas escolas alternativas de medicina, a quiroprática e a osteopatia consideram a coluna vertebral e o sistema nervoso que se origina dela como sendo o centro de toda a saúde no corpo.

Hoje, mais de 94% do tratamento manipulativo total é realizado por quiropatas, 4%, por osteopatas e os remanescentes 2%, por terapeutas gerais e cirurgiões ortopédicos. Neste capítulo analisaremos os benefícios das técnicas quiroprática e osteopática no tratamento das afecções da coluna lombar.

A técnica quiroprática

Quiroprática é uma palavra derivada do grego *cheir*, que significa "mão", e de *praktikis*, cujo sentido é "prática". Embora o ajuste espinhal tenha sido praticado por todas as culturas registradas pela história, a escola moderna de quiroprática foi desenvolvida pela primeira vez em 1895 por Daniel David Palmer, um curador autodidata. O primeiro paciente de Palmer foi o zelador de um prédio, que tinha estado surdo por quase 20 anos. Através do realinhamento da coluna vertebral desse homem, com massagem e pressão, Palmer lhe devolveu a audição. Palmer acreditava que o zelador havia perdido a faculdade de ouvir devido a uma lesão que havia danificado sua coluna vertebral, impedindo que o sistema nervoso central recebesse e enviasse mensagens do cérebro para o ouvido e vice-versa. Palmer estava convencido, ainda, de que o corpo possuía uma capacidade inata de curar-se, capacidade essa controlada pelo sistema nervoso central. Se a espinha dorsal se tornasse desalinhada, o corpo não mais poderia restabelecer sozinho o equilíbrio em qualquer ponto que fosse.

A terapia quiroprática se fundamenta na restauração de um equilíbrio e estrutura adequados da coluna vertebral e das articulações, restabelecendo-se, assim, um funcionamento correto do sistema nervoso, que se irradia da medula espinhal para os órgãos e tecidos do corpo. Quando as vértebras se encontram devidamente alinhadas e a coluna flexível, os impulsos nervosos do cérebro podem ser livremente transmitidos ao longo da medula espinhal para todo o conjunto de órgãos e tecidos do corpo.

Ao manter sua coluna em alinhamento, por meio de consultas regulares ao quiroprático, como afirma a teoria, você não apenas ajudará a amenizar sua dor nas costas no momento, mas também vai protegê-las de maiores lesões. Além disso, pelo fato de manter o sistema nervoso em bom funcionamento, você estará permitindo que seu corpo atue apropriadamente como um todo, tornando-se capaz de se curar da maioria das enfermidades. Segundo essa teoria, portanto, a quiroprática pode ser vista como um tratamento de lesões e dor, e também como um método preventivo de doenças.

SUGESTÕES PARA AS SUAS COSTAS

SERVIÇO DE CASA SEM DOR

- Compre um espanador de pó com cabo extra-longo ou faça um você mesmo, envolvendo uma toalha ao redor de uma vassoura de cabo longo. Dessa maneira, você evitará dobrar-se para limpar a poeira embaixo de aquecedores ou em cantos de difícil acesso.
- Nunca use o aspirador de pó quando estiver sentindo dor, e não por mais de 15 minutos de cada vez, se você sofrer de dor crônica nas costas.
- Organize sua cozinha de maneira que panelas e frigideiras, além de outros itens comumente utilizados, fiquem guardados em armários ou sobre balcões que estejam aproximadamente à altura da linha de sua cintura.
- Nunca se curve para limpar vasos sanitários ou banheiras. Em vez disso, ajoelhe-se.
- Se tudo isso falhar, contrate uma pessoa para fazer a limpeza, uma ou duas vezes por semana; um auxiliar é muito menos dispendioso, a longo prazo, do que semanas de repouso na cama ou o custo de um tratamento para reabilitação física.

Diagnóstico quiroprático e tratamento

A avaliação de um quiroprático começa no momento em que você entra no consultório. O quiroprático prestará uma cuidadosa atenção à maneira como você anda, fica em pé e permanece sentado, da mesma forma que o faz com radiografias e exames diagnósticos. Após observar o modo como você se movimenta, o terapeuta vai lhe fazer perguntas sobre seus sintomas e seu histórico médico. (Na verdade, como o quiroprático não é médico, é extremamente importante que você afaste quaisquer problemas médicos, que poderiam estar causando sua dor nas costas — tais como desordens gastrintestinais, câncer ou outras enfermidades sérias — antes de consultá-lo. Ele lhe perguntará sobre quaisquer lesões recentes que possam ter provocado ou exacerbado a dor. Algum tempo será dedicado à análise de seu trabalho, hábitos alimentares e prática de exercícios, com o objetivo de avaliar como os mesmos poderiam estar contribuindo para o seu problema.

Depois dessa discussão, o quiroprático fará um exame ortopédico, durante o qual atenção especial será dada à capacidade de movimento de sua coluna vertebral e membros. Provavelmente, ele lhe pedirá que se curve para a frente, para trás e para os lados, e faça um movimento de rotação com a coluna. É realizado um exame neurológico, incluindo teste de reflexos, para determinar a função nervosa. A seguir, o quiroprático poderá palpar sua coluna e várias outras articulações, o que lhe permitirá observar melhor sua mobilidade e alinhamento. Sob certas circunstâncias, ele lhe pedirá radiografias, visando obter maiores informações ou confirmar o diagnóstico.

Assim que o quiroprático decidir em que ponto se localiza seu desalinhamento em particular — ou *subluxação*, como esses profissionais chamam as desordens da coluna — inicia-se o *ajuste* quiroprático. Dependendo do tipo de subluxação encontrado em sua coluna vertebral, o terapeuta poderá decidir por aplicar uma manipulação *ativa*, para a qual pedirá que você mesmo estire o corpo de uma certa maneira, ou a manipulação *passiva*, na qual o quiroprático o assistirá em seus movimentos, usando as mãos para ajudá-lo a alongar a espinha, ultrapassando o limite de movimento passivo. Num outro processo, conhecido como *impulso de alta velocidade*, o terapeuta coloca as mãos sobre uma área vertebral específica e dá um impulso para a frente, com uma certa força e velocidade.

Uma das manipulações quiropráticas mais comuns, usada para aliviar a dor nas costas é denominada *ajuste postural lateral*. Se este ajuste puder ser útil a você, o terapeuta lhe pedirá para deitar-se de bruços numa mesa acolchoada e, depois, mover-se lentamente, até ficar apoiado sobre o lado esquerdo. Segurando sua perna direita com uma das mãos, o quiroprático a trará para cima e para o lado esquerdo, de maneira que ela se aproxime de seu peito. Com a outra mão, empurrará suavemente seu ombro direito para baixo, levando-o para mais perto possível do lado direito da mesa. Essa torção de sua cintura e coluna lombar permite que a tensão muscular seja liberada e as vértebras se movam suavemente de volta para sua posição correta. Após mantê-lo nessa posição durante alguns minutos, o terapeuta afastará as mãos e deixará que seu corpo volte para a posição lateral. A seguir, você mudará lentamente para o lado direito e o ajuste será repetido nesta nova posição.

O ajuste escolhido e a técnica usada são determinados pelo terapeuta, que se baseia em suas necessidades pessoais e constituição física. Não se alarme se seu corpo estalar ou fizer um ruído como um chiado: esses são sinais de que os ossos estão se movendo e os gases acumulados nas articulações estão sendo liberados. Embora a quiroprática nunca devesse causar dor, você poderá sentir certa pressão e sensibilidade durante a sessão e nos dias que se seguirem às primeiras sessões do tratamento.

As consultas duram normalmente de 30 a 60 minutos. A maioria dos quiropráticos sugerirá uma ou duas sessões por semana, durante algumas semanas e, a seguir, uma consulta a cada três semanas para manutenção. De maneira geral, quanto mais crônico e antigo for seu problema nas costas, mais tempo será necessário para resolvê-lo. Por outro lado, você saberá que a quiropráticaestá funcionando para você se perceber uma melhora substancial dos sintomas em cerca de um mês a seis semanas.

Encontre um quiroprático qualificado

A quiropráticaencontra-se atualmente em segundo lugar no campo do tratamento primário da saúde no mundo; mais de 18 milhões de norte-americanos consultam um quiroprático todos os anos, sendo que a grande maioria deles procura alívio para dores crônicas e rebeldes nas costas. Hoje, mais de 50.000 profissionais praticam a quiropráticanos Estados Unidos.

Embora não sejam formados em medicina, os quiropráticos encontram-se entre os terapeutas alternativos mais altamente treinados; sua preparação exige no mínimo seis anos de ensino universitário e de pós-graduação, em faculdades autorizadas por uma agência oficialmente reconhecida pelo Departamento de Educação norte-americano. Os quiropráticos são licenciados, podendo exercer a profissão nos 50 Estados do país, após passarem por exames rigorosos e controlados pelo governo federal.

Para encontrar um quiroprático qualificado, o primeiro passo deveria ser consultar seu médico. Nos últimos anos, os quiropráticos conseguiram desenvolver relacionamentos cordiais de trabalho com uma grande parte da comunidade médica tradicional. Sinta-se também à vontade para pedir referências a seus amigos e conhecidos — a indicação boca a boca é um dos melhores caminhos para se localizar um profissional de saúde qualificado e atencioso. Você poderá dirigir-se ainda à American Chiropractic Association ou à International Chiropractors Association. (Veja Leitura Recomendada, pág. 197, para mais informações.)

Osteopatia

Embora esse ramo da medicina ocidental continue sendo algo novo para muitas pessoas no país, ele foi fundado por um médico norte-americano, o dr. Andrew Taylor Still, há mais de 120 anos. Andrew Still formulou sua filosofia médica, valendo-se de teorias postuladas por Hipócrates, o pai grego da medicina. Hipócrates acreditava que o corpo pode curar-se e que um médico deveria ser treinado para estudar aspectos da saúde, mais do que sintomas de doenças, para que pudesse compreender e tratar uma enfermidade.

Além disso, o dr. Still afirmava que o corpo tem capacidade para funcionar corretamente se o sangue e os impulsos nervosos fluírem através do mesmo sem nenhum impedimento. Quando sua coluna dorsal ou outras articulações estão fora de alinhamento, bloqueando o fluxo sangüíneo e nervoso, a doença e a dor podem ocorrer. Além disso, uma vez que o sistema músculo-esquelético é o maior consumidor de energia do corpo, tensões e bloqueios nesse sistema podem esgotar o resto de energia do corpo, causando doenças.

De todas as especialidades médicas, a osteopatia é considerada a mais holística, por tratar a pessoa como um todo, não se concentrando apenas num conjunto de sintomas ou preocupações com a saúde. O tratamento osteopático visa restaurar o equilíbrio e a ordem no sistema músculo-esquelético — e portanto no corpo todo — através da manipulação da coluna. Atenção também é dada à alimentação, aos exercícios e a outros hábitos que podem estar afetando a saúde.

Exame e tratamento osteopático

Ao contrário dos quiropráticos, os osteopatas são médicos formados, que recebem um treinamento complementar em manipulação da coluna e do sistema músculo-esquelético. Os osteopatas estão capacitados para realizar exames diagnósticos extensos, prescrever medicamentos e fazer cirurgias. Embora a maior parte dos osteopatas se ocupe de clínica geral, alguns se dedicam a especialidades da medicina tradicional, como ginecologia, pediatria ou cirurgia. Na verdade, nem todos os osteopatas praticam a manipulação atualmente, confiando de preferência nas técnicas tradicionais.

Sua primeira consulta com um osteopata deverá ser semelhante a uma consulta com um médico tradicional, com algumas e notáveis exceções. Em primeiro lugar, o osteopata passará bastante tempo discutindo sua saúde geral, seu histórico médico, sintomas e hábitos pessoais. Segundo, ficará particularmente atento para o modo como você se senta, fica em pé e caminha; ele poderá lhe pedir para fazer movimentos especiais, observando como seu corpo se move. A assimetria, uma desordem na qual um lado de seu corpo está sendo mantido fora de eixo, o que provoca, portanto, pressão sobre essa parte do corpo, é algo que os osteopatas se preocupam em identificar. Eles também vão procurar qualquer aumento ou diminuição anormais da curvatura da espinha dorsal.

Em terceiro lugar, o osteopata provavelmente vai tocar seu corpo, especialmente suas colunas vertebral e lombar, durante muito mais tempo do que um médico tradicional. Ele vai tentar localizar mudanças na temperatura e textura da pele, áreas de tensão muscular, sensibilidade ou inchaço, e testará reflexos nervosos. Em alguns casos, radiografias ou estudos de ressonância magnética serão sugeridos, dependendo do que o osteopata encontrar durante o exame inicial.

Uma vez localizada a fonte de seu problema, o osteopata o ajudará a desenvolver um plano de tratamento. Na maioria dos casos de dores nas costas, esse plano incluirá o seguinte:

- *Medicação ou cirurgia*: como a osteopatia combina abordagens convencionais e alternativas, a maior parte dos profissionais nesse campo tenderá, mais do que outros terapeutas holísticos, a recomendar soluções médicas tradicionais. Ao mesmo tempo, eles estarão mais dispostos a explorar outras abordagens antes de sugerir a cirurgia.
- *Manipulação*: da mesma forma que os quiropráticos, os osteopatas usam as mãos — e algumas vezes correntes elétricas fracas ou técnicas de ultra-som — para liberar a tensão dos músculos e restabelecer uma alinhamento correto da coluna e de outras articulações.
- *Técnicas de relaxamento*: através de prescrição de exercícios especialmente criados para isso e de técnicas de visualização (como as descritas no Capítulo 5), os osteopatas o ajudam a manter a integridade estrutural de seu corpo, impedindo que o *stress* e a tensão prejudiquem seu sistema músculo-esquelético.
- *Exercícios de respiração*: exercícios de respiração profunda destinam-se a contribuir para a distribuição de oxigênio vitalizante e de outros

nutrientes em todos os tecidos do corpo, assim como para alongar ao máximo os músculos do peito e das regiões superior e inferior das costas.

- *Correção da postura*: adotando técnicas de manipulação corporal, dentre as quais algumas das descritas no Capítulo 7, os osteopatas tentam corrigir desequilíbrios posturais que possam estar contribuindo para sua dor nas costas. Ao ensinar-lhe como usar seu corpo de maneira mais eficiente e menos estressante, os osteopatas esperam ajudá-lo a reduzir o *stress* e a tensão que podem danificar as articulações e os tecidos moles de suas costas.
- *Orientação nutricional*: uma vez que a osteopatia se constitui essencialmente numa abordagem holística da saúde e da cura, o osteopata vai avaliar o estado de sua alimentação e ajudá-lo a desenvolver um plano alimentar e nutricional que o manterá saudável e com uma coluna forte.

ENCONTRE UM OSTEOPATA QUALIFICADO

Hoje, mais de 35.000 profissionais exercem a osteopatia nos Estados Unidos. O treinamento que recebem em 15 faculdades de osteopatia combina técnicas médicas e cirúrgicas convencionais com técnicas osteopáticas de manipulação. Os médicos osteopatas recebem o título de Doutor em Osteopatia, ou D.O., e aparecem nos catálogos telefônicos como "Médicos e Cirurgiões". Veja Leitura Recomendada, pág. 197, para mais informações.

Tanto a quiroprática, quanto a osteopatia são amplamente baseadas em tradições médicas ocidentais. No próximo capítulo, analisaremos uma abordagem da saúde e da cura que se origina no Oriente e adota alguns conceitos e técnicas com os quais você poderá não estar familiarizado.

"Use a luz que se encontra em seu interior para recuperar sua natural clareza de visão."

Lao-Tsé

Medicina Chinesa no Tratamento da Dor nas Costas

9

Diana Westenberg havia sofrido de dor crônica na coluna lombar durante meses. A dor tendia a piorar sempre que o tempo ficava úmido, quando estava cansada, quando ingeria grandes quantidades de açúcar e, às vezes, sem nenhuma razão aparente. Por muitos meses estivera tomando regularmente remédios antiinflamatórios, principalmente no período próximo à menstruação. Embora os medicamentos acalmassem a dor, eles a deixavam nauseada. Diana também submetia-se a sessões regulares de massagem, que a ajudavam a se sentir melhor, porém somente durante algumas horas.

Desesperada para encontrar uma solução mais duradoura, Diana decidiu tentar a acupuntura, um método de cura da medicina chinesa. A acupunturista era alguém que ela conhecia socialmente. Diana ficou surpresa ao entrar em seu consultório, pois sentiu como se estivesse num ambiente exótico. Nas paredes havia esquemas orientais dos meridianos, e o ar cheirava vagamente a incenso, um odor que a acupunturista lhe explicou ser da moxa, uma erva que é queimada como parte de alguns tratamentos de acupuntura.

A terapeuta anotou o histórico completo do problema médico de Diana, seus sintomas naquela ocasião (não limitados à afecção da coluna), e os tratamentos que havia tentado no passado para a dor nas costas. Ela também fez a Diana perguntas que lhe pareceram estranhas, abordando questões como os alimentos pelos quais tinha predileção, sua estação preferida do ano, se gostava de ser tocada nas costas, se o calor ou o frio a faziam sentir-se melhor e o que a deixava irritada ou temerosa.

O exame do terapeuta também incluiu a observação e a cuidadosa palpação de suas costas, cuja finalidade era encontrar quaisquer pontos sensíveis. Ela também examinou o abdome de Diana, buscando localizar pontos doloridos e diferenças de temperatura, além de examinar sua língua. Finalmente, o acupunturista passou um longo tempo tomando o pulso de Diana; usou para isso vários dedos e examinou ambos os pulsos.

Depois, mostrou a Diana um desenho esquemático preso à parede. Segundo o terapeuta, o exame revelara que um canal de energia em seu corpo, chamado "o canal da bexiga" não estava funcionando corretamente e era responsável por sua dor nas costas. Na medicina chinesa, esclareceu, a bexiga é responsável pelo armazenamento de reservas, não somente de urina, mas de energia, força, assim como coragem. Diana estava consumindo suas reservas muito rapidamente, o que afetava o canal da bexiga e levava à dor nas costas. Um problema como esse no canal da bexiga poderia também gerar a necessidade freqüente de urinar e uma queda profunda de energia à tarde. Depois de refletir sobre o assunto, Diana percebeu que geralmente tinha ambos os sintomas.

A acupunturista sugeriu um tratamento que consistia na colocação de pequenas agulhas em pontos doloridos ao longo das costas. Primeiro, ela usou moxas para aquecer esses pontos, e depois inseriu cuidadosamente as agulhas. Outros pontos de acupuntura foram localizados nas mãos e nos pés de Diana. O procedimento absolutamente não causava dor, embora a paciente tivesse uma nítida sensação elétrica quando as agulhas atingiam os pontos.

Lenta, mas seguramente, com o passar de algumas semanas, Diana sentiu a dor desaparecer. Ela ainda percebia que, se consumisse sua energia, ficando acordada até tarde, ou quando passava por períodos de stress*, as dores nas costas tendiam a voltar. Entretanto, ficou contente ao observar que sua energia não mais entrava em colapso à tarde, com tanta rapidez quanto no passado. Tratamentos regulares de acupuntura transformaram-se numa parte importante de sua estratégia para lidar com a dor nas costas, bem como com outros aspectos de sua saúde.*

SUGESTÕES PARA AS SUAS COSTAS

FAÇA AMOR, NÃO SE DESGASTE

Acredite ou não, uma relação sexual é uma grande forma de exercício; ela pode ajudar a tonificar os músculos das costas e a liberar a tensão do corpo em geral.

Contudo, se você sofrer de dor crônica nas costas, certas posições durante o ato sexual podem ser mais difíceis de adotar do que outras. A tradicional posição "papai e mamãe", por exemplo, exerce uma terrível pressão sobre a coluna e a pelve da mulher e sobre a coluna lombar do homem. Em vez disso, experimente outras posições menos estressantes, tais como a das "duas colheres", na qual você e seu parceiro ficam deitados de lado, com os joelhos dobrados e puxados em direção do estômago, como duas colheres que se encaixam uma na outra. As costas encontram apoio e os movimentos não são tão vigorosos ou violentos. Independentemente da posição que escolher, tente tornar esse tempo com seu parceiro tão confortável, amoroso e livre de *stress* quanto possível; se precisar de maior orientação, fale com seu médico ou terapeuta.

Medicina chinesa: uma filosofia antiga de saúde

Os tratamentos de acupuntura que Diana Westenberg fez para a dor nas costas são apenas um aspecto de um sistema médico antigo, desenvolvido na China há pelo menos 3.000 anos. Seus princípios foram registrados num texto cujo título é *The Yellow Emperor's Classic of Internal Medicine*; isso ocorreu há mais de 2.500 anos. Milhões de pessoas no mundo todo confiam nesses princípios ainda hoje para mantê-los saudáveis e cheios de vitalidade.

Assim como no caso de Diana, a medicina chinesa poderá ser perfeitamente familiar para você, devido à sua relação com a acupuntura, método para aliviar a dor que vem sendo amplamente praticado nos Estados Unidos desde o início da década de 70. Porém a medicina chinesa envolve muito mais do que acupuntura. Para tratar realmente o corpo todo, devolvendo-lhe o estado de equilíbrio que conhecemos como saúde, a medicina chinesa também utiliza o tratamento com ervas e um sistema de exercícios, denominado *qi-gong*, que será descrito mais adiante no presente capítulo.

Enquanto isso, vamos dar-lhe algumas informações sobre a filosofia chinesa, quanto à medicina e à saúde. Embora não seja essencial que você a compreenda completamente ou creia em seus princípios, ser-lhe-á útil ter uma visão geral das teorias subjacentes ao tratamento que um acupunturista ou herborista ligado à medicina chinesa poderia empregar, visando o alívio de sua dor nas costas.

YIN-YANG: O EQUILÍBRIO DA ENERGIA VITAL

Em seus fundamentos, a filosofia chinesa de saúde repousa no conceito de que a humanidade, assim como cada indivíduo, faz parte de uma criação maior — o próprio universo. Cada um de nós está sujeito às mesmas leis que governam toda a natureza. De fato, a medicina chinesa se refere ao fluxo dos líquidos e da energia corporal como canais e rios e ao estado do corpo como um todo em termos de elementos naturais. Não fique surpreso se seu problema for identificado como "úmido" ou "seco", ou relacionado com os elementos "água" ou "madeira".

Na medicina chinesa sua saúde é determinada por sua capacidade de manter um ambiente interior equilibrado e harmonioso. A harmonia interior é expressa através do princípio de *yin-yang*, segundo o qual duas forças opostas se uniram para criar todas as coisas no universo. O *yin* tem a conotação de frio, escuro e molhado, enquanto o *yang* é quente, brilhante e seco. O *yin* é imóvel, estático e inativo; o *yang*, por sua vez, é dinâmico, ativo e expansivo.

Num ser humano, mais qualidades *yin* ou *yang* são atribuídas a diferentes partes do corpo, assim como ocorre com todos os processos fisiológicos e doenças. Para diagnosticar e tratar a dor nas costas, por exemplo, um terapeuta se concentrará na determinação da natureza *yin* ou *yang* da dor, conforme a descrição fornecida pelo paciente. Uma dor *yang* tenderá a deslocar-se, ser aguda, tendo sensibilidade ao toque, e responderá a aplicações frias. Uma dor nas costas *yin* será mais crônica, profunda e desconfortável, tendendo a diminuir com massagem e calor.

QI: A FORÇA DE VIDA

Segundo a filosofia chinesa, toda dor é causada pela perturbação do equilíbrio *yin-yang* no corpo. O *yin-yang* torna-se desequilibrado quando o fluxo de energia através do corpo — conhecida como "*qi*" — é interrompido ou de alguma maneira bloqueado. Na medicina chinesa o *qi* é uma energia essencial para a vida. Todas as funções do corpo são manifestações do *qi*, e a saúde é determinada por um fluxo suficiente, equilibrado e desimpedido do *qi*. Essa energia assegura as funções corporais ao manter o sangue e os fluidos corporais em circulação; seu objetivo é aquecer o corpo, lutar contra as doenças e proteger o corpo de forças negativas vindas do ambiente externo.

O *qi* circula pelo corpo, percorrendo um circuito contínuo de caminhos, conhecidos como meridianos. Esses meridianos se estendem ao longo da superfície do corpo e dos órgãos internos. Quando você está sadio, dispõe de *qi* em abundância, o qual flui suavemente através dos meridianos e dos órgãos, permitindo que seu corpo funcione com equilíbrio e harmonia.

Se o *qi* ficar bloqueado num dos meridianos, contudo, o órgão ou tecido que deveria ser nutrido por essa energia não receberá alimento suficiente para realizar suas funções. Ao localizar o ponto do corpo em que o *qi* encontra-se bloqueado, liberando-o pela acupuntura, acupressura, ervas e exercícios, os terapeutas chineses procuram restaurar o fluxo energético correto no corpo.

Medicina chinesa e a dor nas costas

Quando se trata da dor nas costas, a medicina chinesa afirma que as costas são governadas pelo canal de energia chamado *meridiano da bexiga* ou *canal tai yang* (bexiga/intestino delgado). Esse meridiano atua em conjunto com o *meridiano dos rins*, o qual se encontra intimamente ligado com a coluna lombar. Finalmente, um reservatório de energia protetora, denominado *recipiente diretor*, corre ao longo da coluna vertebral, protegendo-a e também às costas.

Como foi discutido em relação ao caso de Diana, os meridianos dos rins e da bexiga dizem respeito às reservas de energia e à capacidade que temos de conviver com momentos estressantes e de intensa atividade. Assim, alguém como Diana, que tinha estado sujeita a um grande *stress*, agudo ou crônico (devido à doença, situações de vida ou estados emocionais) vai exaurir essas reservas. O resultado disso será a dor e/ou o desconforto ao longo do canal da bexiga (a parte superior das costas e a coluna lombar ou dos rins). Outros sintomas, como a micção freqüente, um baixo nível de açúcar no sangue, fadiga no final da tarde e ansiedade ou medo, têm relação com esta incapacidade para conservar as reservas de energia, coragem e equilíbrio.

Diagnóstico e tratamento da dor na coluna

Como a maioria dos outros ramos da medicina natural, a medicina chinesa não adota métodos diagnósticos ou planos de tratamento padronizados. Ao contrário, você será avaliado com base em sua constituição individual e níveis de energia. Basicamente, os terapeutas chineses propõem-se a tratar todos os sintomas de doença, através da restauração do equilíbrio *yin-yang* e de um fluxo saudável do *qi* no corpo.

Como Diana, você poderá achar uma visita a um consultório médico chinês um tanto exótica. Provavelmente, sentirá o odor sutilmente adocicado de moxa queimada, uma erva usada com freqüência na acupuntura. Talvez o surpreenda ainda o curso tomado pela consulta. Em primeiro lugar, muito mais tempo do que o habitual será gasto discutindo os sintomas que o levaram a procurar ajuda. O terapeuta lhe pedirá para ser bastante específico quanto à sua dor nas costas, perguntando-lhe quando ela ocorre, de que tipo é a dor (quente ou fria, aguda ou surda) e o que a alivia.

Outras perguntas gerais lhe serão feitas: por exemplo, como você reage ao calor ou ao frio, à umidade ou a secura, às variações sazonais, e sobre mudanças no humor e bem-estar ao anoitecer. Algumas perguntas, ainda, poderão se referir ao seu intestino, menstruação e hábitos quanto à comida e à bebida. Suas respostas a essas perguntas darão ao terapeuta uma idéia a respeito da parte de seu organismo que poderá estar afetando sua coluna e do tratamento necessário para devolver harmonia ao seu corpo.

O exame físico que se segue também não será exatamente igual aos que está acostumado. A medicina chinesa dá uma importância especial à pulsação. De fato, o terapeuta irá tomar seu pulso em 12 pontos diferentes, seis de cada lado, todos eles relacionados com órgãos específicos no corpo. A pulsação está ligada, ainda, aos meridianos com os trajetos de energia através do corpo; se estes estiverem bloqueados poderão ocorrer doenças ou dor.

O terapeuta examinará com cuidado sua língua, como no caso de Diana. De acordo com os princípios da medicina chinesa, o tecido que reveste a língua, sua cor e forma revelam muito sobre o corpo. Pelo exame da língua, o terapeuta também estará procurando localizar em que ponto de seu corpo o fluxo do *qi* foi prejudicado.

Um vez que você procurou o terapeuta, devido à dor nas costas, ele vai examinar os canais de energia que percorrem sua coluna, pernas, pescoço e braços. As áreas ao longo desses canais poderão estar sensíveis ou se apresentar quentes ou frias ao toque experiente do profissional especializado.

O canal da bexiga — o mais freqüentemente afetado quando ocorrem afecções na coluna — inicia-se na parte externa de cada um dos pés, subindo pela parte posterior da perna e nádega, atravessa as costas, próximo à espinha, continua pela parte posterior do pescoço, até o alto da cabeça, terminando no interior do olho. O canal da vesícula biliar, que provavelmente também será afetado, sobe pela lateral das pernas, através dos quadris e lado do peito, atravessa o alto do ombro (onde muitos de nós concentram a tensão), e o couro cabeludo, terminando na têmpora.

Uma vez identificado o desequilíbrio *yin-yang* e do *qi* no corpo, você e seu terapeuta vão planejar juntos o tratamento, que poderá incluir acupuntura e massagem (também conhecida como acupressura), remédios à base de ervas e/ou exercícios de *qi-gong*. Abaixo, descreveremos cada um deles.

ACUPUNTURA, ACUPRESSURA E SHIATSU

Existem mais de mil pontos de acupuntura distribuídos pelo corpo todo. Esses podem ser estimulados com agulhas ou com as mãos, visando aumentar o fluxo do *qi* no corpo, o que irá restaurar a saúde. Os pontos que têm maior probabilidade de estar envolvidos nas dores de coluna localizam-se nos canais da bexiga, vesícula ou rins. Seu terapeuta lhe mostrará, num mapa e em seu corpo, ao longo desses canais energéticos, exatamente onde se encontra seu problema.

As agulhas de acupuntura são muito longas e finas. A introdução das mesmas deveria ser quase indolor, embora em geral se possa sentir a picada (de forma branda) e ocorra uma sensação de formigamento quando a pele é perfurada. Quase sempre a moxibustão é usada para aquecer e tonificar o *qi* no organismo antes da inserção das agulhas. As moxas consistem de ervas especiais, que provêm da artemísia, sendo suavemente aquecidas acima ou sobre um ponto específico de acupuntura.

As agulhas de acupuntura podem ser inseridas a uma profundidade que varia entre menos de um centímetro até cinco centímetros ou mais, dependendo de uma variedade de fatores, que incluem as dimensões do corpo do paciente e o modo pelo qual o terapeuta deseja influenciar o fluxo de *qi*. Ele sempre toma cuidado para não atingir vasos sangüíneos e os órgãos mais importantes. As agulhas são deixadas durante alguns segundos ou até no máximo uma hora; o tempo médio é de cerca de 20 minutos. O tipo e a extensão de seu problema de dor nas costas vão determinar a freqüência e a duração de suas consultas ao acupunturista. A média é uma vez por semana, durante um período de vários meses e, a seguir, uma vez por mês, aproximadamente, para manutenção.

A *acupressura* é diferente da acupuntura somente no fato de que para estimular os pontos de acupuntura, usa-se a pressão dos dedos em vez de agulhas. Esse método é especialmente útil para as pessoas que não toleram ou receiam as agulhas, tendo a vantagem do conforto representado pelo toque físico de outro ser humano. Além disso, a teoria médica chinesa defende que os terapeutas podem transmitir seu próprio *qi*, ou energia, para o paciente, através das mãos, ajudando-o, dessa maneira, a curar-se pelo toque.

Com um pouco de treino e orientação, você poderá aprender a estimular os pontos de acupuntura e realizar a acupressura por si mesmo em casa. Os dois exercícios ilustrados a seguir são exemplos de acupressura, destinados a relaxar os músculos da coluna lombar, enquanto estimulam o fluxo do *qi*, ao longo dos meridianos da bexiga e da vesícula biliar.

O *shiatsu*, uma técnica de massagem desenvolvida no Japão, é um outro método para estimular o fluxo do *qi*. O terapeuta especializado em shiatsu poderá utilizar os dedos, polegares, cotovelos, joelhos e pés para pressionar os pontos de acupuntura, normalmente dentro de um padrão rítmico. Ele poderá ainda massagear seu corpo, além de fazer movimentos delicados de torção em sua coluna e outras articulações para relaxá-lo melhor.

A acupuntura, a acupressura e o shiatsu têm o mesmo objetivo em mente: assegurar que a energia vitalizante, conhecida como *qi*, possa mover-se livremente pelo corpo. Os exercícios de *qi-gong*, descritos neste capítulo, oferecem outra maneira de estimular o *qi* e reequilibrar o corpo. Além desses métodos, a medicina chinesa também utiliza ervas para nutrir o corpo, a mente e o espírito.

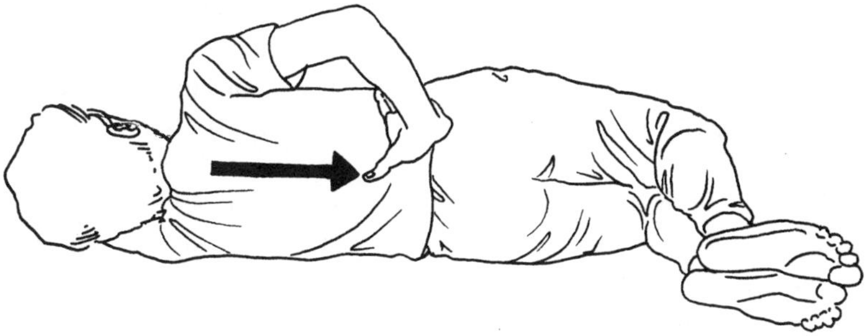

A

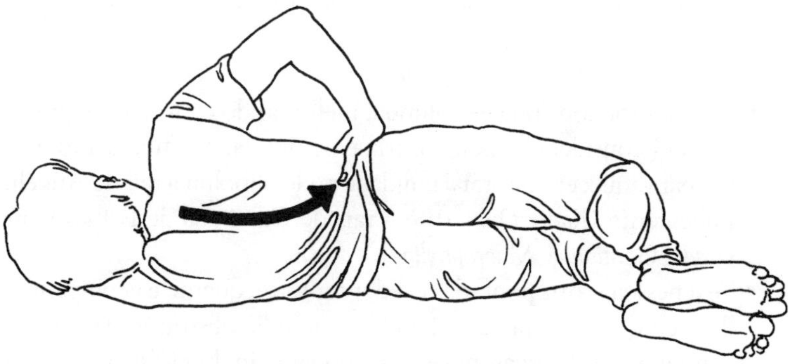

B

Faça você mesmo a acupressura

*(**a**) Deite-se de lado, com os joelhos dobrados. Usando a parte plana de seu polegar, comprima suas costas, para cima e para baixo, por toda a extensão da coluna, desde o cóccix até o mais perto dos ombros que conseguir. Repita várias vezes. (**b**) Mantendo a mesma posição, comece o movimento de compressão no alto de sua espinha, desça o polegar pelas costas, desviando-o depois para fora, enquanto segue a linha das costelas. Repita este movimento várias vezes, mude de lado e recomece os exercícios.*

O EMPREGO DE ERVAS NA MEDICINA CHINESA

O uso de ervas é uma parte essencial da medicina chinesa tradicional. Elas são utilizadas para ajudar a reorganizar os componentes do corpo (*qi*, sangue e fluidos corporais) nos meridianos e nos órgãos internos, bem como servir de apoio ao corpo, enquanto esse enfrenta o *stress* e outras forças externas.

Em geral, a medicina chinesa à base de ervas usa várias ervas combinadas, com efeitos específicos. Essas são preparadas e usadas de muitas formas diferentes, incluindo pílulas, tinturas (soluções com uma base alcoólica) e cápsulas. Ervas frescas também poderão ser ministradas, fervidas em água, sob a forma de chás ou nos alimentos.

O terapeuta que você consultar vai sugerir certas ervas, tendo como fundamento seu problema em particular e sua constituição física. Embora seja contraproducente tentar lhe prescrever ervas neste trabalho, os princípios gerais da medicina chinesa à base de ervas permitem ao terapeuta chegar a uma fórmula adequada.

- Se a dor for contínua e profunda, melhorando com calor e pressão, ela será considerada uma dor fria e/ou úmida. Combinações de ervas para aquecer e afastar a umidade podem incluir a raiz de Angélica Pubescente (*Radix Duhuo*) e a raiz de Genciana de Folhas Largas (*Radix Gentianae Macrophyllae*).
- Se a pessoa sentir pontadas e a dor for forte, quente e acompanhada de inchaço, ela será considerada como uma obstrução de calor. As combinações de ervas, nesse caso, poderão incluir Olíbano (*Gummi Olibanum*) e *Radix Achyranthis Bidentatae*.

QI-GONG: CONDICIONAMENTO FÍSICO CHINÊS

Uma terceira forma de terapia chinesa constitui-se nos *qi-gong*, cuja tradução literal é "exercícios de energia". Os *qi-gong* fazem aumentar o *qi* e o ajudam a mover-se livremente por todo o corpo. Esses exercícios atuam no sentido de cultivar a força interior, acalmar a mente e ajudar a manter o estado natural de equilíbrio e harmonia interior do corpo, ou, se esse foi perturbado, restabelecer o equilíbrio.

Há vários tipos de *qi-gong*. Alguns exercícios são semelhantes aos movimentos calistênicos ou isométricos, outros, às posições de meditação, outros, ainda, envolvem a estimulação de pontos de acupressura através da massagem. Exercícios de respiração, semelhantes aos descritos no Capítulo 5, destinam-se a produzir no corpo um estado de relaxamento e harmonia.

A postura básica de *qi-gong* consiste em permanecer em pé com os pés afastados um do outro e os joelhos levemente dobrados, costas retas e os braços estendidos na frente do corpo. Depois você deverá imaginar que está segurando à sua frente uma "bola de *qi*" imaginária. Essa postura será mantida durante alguns minutos (até meia hora), o que aumentará sua circulação, aquecerá suas mãos e o relaxará.

A medicina chinesa, com sua ênfase na harmonia interior e no tratamento realizado pelo próprio indivíduo, está-se tornando atraente para um número cada vez maior de norte-americanos. Ansiosos por evitar os tratamentos convencionais para a dor nas costas, com freqüência dolorosos, normalmente caros e quase sempre inúteis, milhões de homens e mulheres acreditam que o objetivo último da medicina chinesa — produzir harmonia interior e equilíbrio para o corpo e para o espírito — traga ao mesmo tempo alívio imediato e uma grande motivação.

No Capítulo 10 você aprenderá sobre outro sistema médico — um sistema desenvolvido na Índia, que também considera a saúde e a cura sob uma perspectiva holística e natural.

"Todas as doenças do corpo podem ser cortadas pela raiz, através do controle do Prana; esse é o conhecimento secreto da cura."

Swami Vishnu Devananda

Ayurveda: A Medicina da Índia

10

Depois de ler a respeito do Ayurveda num livro, David Shepard, que sofria de dor crônica nas costas, decidiu consultar um professor de yoga, treinado em todos os aspectos da medicina indiana. David sentia rigidez na coluna lombar desde que estava na faculdade, uma rigidez que parecia ter piorado nos meses anteriores. Sentia-se bastante tolhido em seus movimentos de manhã, ficando um pouco mais flexível no correr do dia. Entretanto, mesmo em seus melhores momentos, ele se descobria tentando livrar-se da rigidez e da sensibilidade sempre que tinha oportunidade.

O especialista lhe fez muitas perguntas sobre seu estilo de vida, hábitos de trabalho e alimentação. Questionou-o ainda quanto à sua disposição de fazer uma série de exercícios de yoga todos os dias durante um mês, freqüentar uma classe de yoga e receber aulas individuais durante esse período. David concordou de bom grado em tentar essa abordagem, uma vez que suas visitas ao médico haviam resultado num grande número de radiografias e na prescrição de relaxantes musculares, mas sem nenhuma melhora dos sintomas.

Os exercícios de yoga recomendados a David eram simples e muito relaxantes. Foi-lhe ensinado como respirar profundamente e um outro tipo de respira-

ção, no qual inspirava por uma narina e expirava pela outra. Deitado de costas, David aprendeu a alongar as pernas e os quadris, sentindo que os músculos de suas costas ficavam mais frouxos e descontraídos. A série de alongamentos de yoga terminava com a posição do "cadáver", na qual David esticava suas costas e fazia com que a coluna lombar mergulhasse no chão, relaxando, assim, além da coluna, todo o corpo.

David aprendeu a começar o dia com 20 minutos de exercícios de yoga. Quase imediatamente, descobriu que a yoga, combinada com um banho quente de chuveiro, deixava suas costas mais flexíveis do que nunca. O terapeuta lhe deu algumas ervas e gengibre para usar em banhos de imersão, três ou quatro noites por semana. David também foi instruído para comprar algumas ervas ayurvédicas em pó, as quais, conforme foi informado, iriam "purificar" seu sangue, diminuindo as toxinas que tinham-se acumulado em seu organismo e impediam o movimento correto dos fluidos em seu corpo. O terapeuta sugeriu ainda algumas mudanças alimentares, incluindo a eliminação de "solanáceas" como tomate, batata e pimenta porque esses alimentos provocam o aumento da inflamação.

Depois de algumas semanas, a rotina de yoga pela manhã e banhos periódicos à noite pareciam a David uma parte normal e muito bem-vinda de sua vida. Ele continuou com as aulas de yoga, aprendeu a meditar para reduzir o stress *e aumentar seu sentido de equilíbrio interior e começou a trabalhar, orientado pelo especialista ayurvédico, em sua alimentação e no tratamento com ervas de sua coluna e de outros problemas antigos de saúde. Sentiu-se melhor do que nunca física e espiritualmente.*

Ayurveda: conhecimento da vida

Em sânscrito, a língua clássica da antiga Índia, Ayurveda significa "conhecimento da vida". Na verdade, trata-se de muito mais do que um compêndio de tratamentos médicos, representando, ao contrário, uma filosofia completa da vida e do viver. Como outro membro da mesma família, a medicina chinesa tradicional, a medicina ayurvédica considera cada indivíduo como uma extensão do universo, e a saúde, como um estado de equilíbrio dentro do corpo e entre o corpo e o universo. No Ayurveda, como na maioria das visões holísticas da saúde e da cura, não existe uma linha divisória separando corpo, mente e espírito; a doença e a dor podem ser causadas pelo desequilíbrio físico, psicológico ou espiritual. Seu caso de dor nas costas, por exemplo, poderia perfeitamente originar-se do fato de sua vida estar sobrecarregada pelo *stress* ou você não estar feliz em seus relacionamentos com outras pessoas.

A medicina ayurvédica se propõe a tratar não somente os sintomas presentes, mas o corpo como um todo. Ela emprega uma combinação de ervas, alimentação, yoga e meditação para restituir equilíbrio ao corpo. Como ocorre com muitas formas de medicina alternativa, o processo diagnóstico na medicina ayurvédica baseia-se mais nos poderes de observação e capacidade do terapeuta de fazer as perguntas corretas do que em exames de laboratório ou técnicas de imagem.

TÉCNICA DIAGNÓSTICA

Se você for como a maior parte dos norte-americanos e estiver mais familiarizado com os métodos ocidentais, poderá surpreender-se quando o terapeuta ayurvédico começar a cheirar e a tocar sua pele, enquanto examina todos os aspectos de seu corpo e comportamento pessoal. Contudo, não fique alarmado: essa é a maneira pela qual seu problema será diagnosticado, e um plano de tratamento traçado.

O terapeuta provavelmente iniciará o exame tomando seu pulso. Na verdade, ele observará sua pulsação em 12 pontos diferentes de seus pulsos — seis no esquerdo e seis no direito. A medição do pulso informará ao especialista as condições do movimento de energia — chamada *prana* — no corpo, além de revelar-lhe a saúde geral de cada órgão interno.

Outra importante ferramenta diagnóstica utilizada pela medicina ayurvédica, e também pela medicina chinesa tradicional, é o exame da língua. No Ayurveda, a língua é dividida em setores que refletem diferentes órgãos e seu revestimento indica a quantidade e tipo de toxinas presentes nos órgãos. Por exemplo, a parte de trás da língua corresponde à coluna lombar e à área dos rins; por isso, o terapeuta poderá analisá-la primeiro, se sua queixa for de dor nessa região.

Muitas perguntas lhe serão feitas sobre seu histórico médico, sintomas atuais, sentimentos gerais a respeito de sua vida pessoal e condição física. Não apenas o especialista tomará nota *daquilo* que você diz, mas também do *modo* como o faz: a firmeza e a sinceridade (ou a falta delas) em sua voz podem refletir sua disposição para aceitar responsabilidade por sua própria saúde. Baseado nos resultados desse e de outros procedimentos diagnósticos, o médico ayurvédico procurará identificar sua força e fraquezas físicas e emocionais, segundo os princípios ayurvédicos. A seguir, discutiremos alguns desses fundamentos, antes de descrevermos tratamentos específicos para a dor nas costas.

O ABC da filosofia ayurvédica

À medida que você for explorando a doutrina ayurvédica, visando a solução de seu problema nas costas, tenha em mente que, segundo os ensinamentos do Ayurveda, toda a vida — incluindo as doenças e seus sintomas — depende do aprendizado e do desenvolvimento do autoconhecimento. Dessa forma, a dor na coluna poderá ser considerada como uma oportunidade para reexaminar sua vida espiritual e estado físico, tendo por objetivo corrigir quaisquer desequilíbrios e, portanto, trazer seu corpo de volta ao alinhamento com a energia da natureza e com o universo. Mais adiante, neste capítulo, mostraremos a você algumas das maneiras pelas quais a terapia ayurvédica pode ser usada para tratar dores nas costas. Enquanto isso, fazemos aqui um breve resumo da filosofia ayurvédica.

PRANA: A FORÇA DA VIDA E AS TRÊS DOSHAS

Conhecida como *qi* na medicina chinesa, a energia doadora de vida no Ayurveda é denominada *prana*. Prana é o poder animador da vida, proporcionando vitalidade e resistência a cada ser humano. Essa energia também é considerada como o poder anterior ao processo de cura. De fato, o Ayurveda prega que todos possuímos um Curador Divino dentro de nós; quando corretamente direcionado, pode restaurar a saúde e o equilíbrio do corpo.

O equilíbrio é um tema particularmente importante na medicina ayurvédica, da mesma forma que na medicina chinesa tradicional. Nessa filosofia indiana, o equilíbrio e a harmonia são mantidos pelo que é conhecido como as *três doshas*, forças energéticas que agem sobre os componentes químicos e órgãos do corpo. Quando as três doshas se encontram em equilíbrio, o corpo funciona harmoniosamente e com saúde; quando estão em desequilíbrio, o resultado são as doenças.

As três doshas são denominadas *vata*, *pitta* e *kapha*. *Vata* representa o movimento; *pitta*, o metabolismo e o calor; *kapha*, a estrutura. No interior de cada célula do corpo, esses três princípios operacionais devem existir num equilíbrio correto, para que a saúde seja mantida. O equilíbrio entre as doshas permitirá que as qualidades físicas, emocionais e intelectuais de uma pessoa atuem com vitalidade e energia.

De acordo com a doutrina ayurvédica, cada indivíduo possui um tipo específico de organismo, baseado numa das três doshas. Em essência, uma dessas qualidades — movimento, calor ou estabilidade — predomina, ajudando a criar uma personalidade e uma fisiologia únicas. Seu tipo físico ayurvédico é como um plano, delineando tendências inatas que foram desenvolvidas em seu organismo. Isso ajuda a explicar por que você é capaz de consumir grandes quantidades de sal sem sofrer quaisquer efeitos negativos, enquanto a pressão sangüínea de sua irmã se eleva drasticamente quando ela ingere sódio em excesso. Ou por que alimentos da família das solanáceas, como a berinjela, por exemplo, exacerbam sua dor nas costas, porém não têm conseqüências adversas para a sua irmã. Como um dos objetivos fundamentais da medicina ayurvédica é prevenir as doenças, antes de tudo é essencial compreender nossa própria dosha e adotar um estilo de vida que vise manter o equilíbrio dela. Além disso, ao identificar de maneira precisa seu tipo de corpo, um terapeuta ayurvédico poderá diagnosticar e tratar seu problema de forma mais eficaz.

Sua dosha é determinada pela forma de seu corpo, sua personalidade e muitos outros atributos físicos e emocionais. A seguir, encontram-se breves descrições de cada tipo de dosha, na medida em que esta se aplica a um tipo de organismo:

Vata (pronuncia-se vá-tá): representa a força de movimento dentro do corpo. Ela ativa o organismo físico, sendo responsável pela respiração e circulação do sangue em todo o corpo. As origens da *vata* — locais no corpo dos quais emana — são o intestino grosso, cavidade pélvica, pele, ouvidos e coxas. Os órgãos associados com a *vata* incluem os ossos, cérebro (especialmente a atividade motora), coração e pulmões.

Se você tiver um tipo de organismo predominantemente *vata*, tenderá a ser bastante magro, com traços proeminentes e pele fria e seca. Demonstrará uma inclinação para falar depressa e terá uma mente ativa e criativa. Provavelmente, manterá horários irregulares e estará sujeito à ansiedade e à preocupação. A estação do ano de *vata* é o outono — um período de seca e muito vento, durante o qual as pessoas *vata* com freqüência desenvolvem artrite, reumatismo, obstipação e outras enfermidades ligadas a esse tipo de organismo.

A dosha *pitta* governa os processos metabólicos das células. Os órgãos associados com *pitta* são o sangue, o cérebro (em particular a memória e o aprendizado), os hormônios, fígado, intestino delgado e baço. Se você tiver um tipo *pitta* de corpo, sua estatura será mediana, o cabelo será fino e a pele quente e avermelhada. Os *pittas* são organizados, trabalham incansavelmente e apresentam padrões de sono e alimentação muito regulares. Embora seja em geral calorosa e amorosa, uma pessoa com uma dosha predominantemente *pitta* poderá ter explosões de temperamento. Essas pessoas tendem a sofrer de acne, hemorróidas e úlceras, podendo sentir calor e sede com bastante freqüência. A estação de *pitta* é o verão, quando o calor e a luz intensa podem agravar desordens relacionadas com sua natureza, incluindo erupções cutâneas, diarréia e problemas inflamatórios.

Finalmente, a dosha *kapha* é responsável pela força e estabilidade físicas. Ela mantém coesa a estrutura do corpo e se localiza no peito, pulmões e líquido espinhal. Os órgãos ligados à *kapha* incluem o cérebro (armazenamento de informações), articulações, linfa e estômago. Se predominar em você um corpo do tipo *kapha*, você tenderá a ter uma constituição pesada e pele fria e oleosa. Os *kaphas* são em geral pessoas bastante calmas e tolerantes, lentas para se irritar e com tendência a procrastinar. Dormem muitas horas por dia e podem não comer por razões físicas, mas pelo prazer emocional que a comida lhes traz. Os tipos *kapha* são especialmente inclinados à obesidade, assim como às doenças dos órgãos *kapha*, por exemplo alergias e sinusite. Sua estação do ano é o inverno, quando o aparelho respiratório encontra-se particularmente suscetível aos resfriados e à congestão.

Ayurveda e a dor nas costas

Segundo a filosofia ayurvédica, a maioria dos casos de dor na coluna lombar origina-se de um desequilíbrio de *apana vata*, a "subdosha" de *vata*, que controla essa parte do corpo e também o trato intestinal. *Vata* está ligada com o sistema nervoso, especificamente os impulsos que caminham ao longo dos nervos, músculos e vasos sangüíneos sempre que há movimento no corpo. Situada no cólon e baixo ventre, a *apana vata* é responsável pelo movimento muscular na parte inferior da coluna e pela eliminação de resíduos do aparelho digestivo, assim como pela função sexual e menstruação. Portanto, o alívio da dor nas costas geralmente exige um reequilíbrio da *apana vata*.

O TRATAMENTO AYURVÉDICO

Todos os tratamentos da dor na coluna — e, na verdade, de qualquer doença — envolvem alimentação e nutrição, o uso de ervas, exercícios de yoga, meditação, massagem e exercícios de respiração. É importante lembrar que a medicina ayurvédica não trata nenhuma enfermidade isoladamente e, por isso, o corpo como um todo deve ser reequilibrado antes que um sintoma específico, como a dor nas costas, possa ser aliviado.

A primeira etapa do tratamento irá constar do que se denomina *panchakarma* ou processo de desintoxicação do corpo, libertando-o de impurezas ou toxinas. Este processo poderá consistir de vômitos induzidos, enemas, limpeza do sangue (através de sangria e do uso de ervas que afinam o sangue) e duchas nasais — tudo isso sob a supervisão estrita e cuidadosa do terapeuta ayurvédico. Yoga, cânticos, meditação e exposição prolongada ao sol constituem outro estágio do processo de purificação.

A seguir, prescreve-se um período de *tonificação* ou fortalecimento. Durante esse período, você consumirá certas ervas e executará exercícios específicos de yoga e respiração. Ao mesmo tempo ou talvez como um estágio subseqüente no processo de cura passará muito tempo meditando; isso é chamado *satvajaya* e tem por objetivo a redução do *stress* psicológico e emocional, bem como a liberação de emoções e pensamentos negativos.

Embora os passos precedentes sejam recomendados para qualquer pessoa que deseje alcançar saúde e equilíbrio adequados, aqueles que sofrem de dor nas costas provavelmente receberão certas orientações em particular, com relação à alimentação, remédios à base de ervas e exercícios de yoga, que se destinam a reequilibrar a *apana vata*. Essas prescrições tendem a ser bastante pessoais e individuais em sua natureza; nem todos os que apresentam dor na coluna lombar possuem a mesma estrutura física e, portanto, não vão responder aos mesmos tratamentos.

Plano alimentar. Medidas alimentares são particularmente pessoais. Baseado em suas necessidades específicas e fisiologia, o terapeuta ayurvédico vai desenvolver um plano de alimentação cujo propósito é ajudar a restaurar sua saúde e aliviar a dor em suas costas. Na maioria dos casos, uma alimentação para acalmar ou moderar a subdosha *apana vata* incluirá um aumento de ingestão de aspargos, cebolas cozidas, alho e quiabo, evitando-se brócolis, repolho, berinjela e outros vegetais da família das solanáceas, como batatas e cogumelos. Frutas secas, feijão e algumas ervas, por exemplo, a semente de coentro e o açafrão, encontram-se entre os outros alimentos que uma prescrição ayurvédica para o tratamento da dor nas costas poderá limitar na alimentação ou até mesmo eliminar. Entretanto você deverá colaborar intimamente com seu terapeuta na elaboração de um plano alimentar que funcione para você.

Suplementos de ervas. Existem mais de 2.000 diferentes ervas que são utilizadas como drogas pela medicina tradicional e também pela medicina ayurvédica e chinesa. Entre as usadas mais freqüentemente para tratar dores nas costas encontram-se as seguintes:

- *Fo-ti* (*Polygonum multiflorem*): essa raiz, usada igualmente pela medicina chinesa, auxilia no fortalecimento de músculos, tendões, ligamentos e ossos. A forma mais empregada é o chá, preparado pela infusão de 15 g de raiz em meio litro d'água. A *fo-ti* é em geral usada para tratar dores nas costas, em combinação com outra erva, chamada *gotu kola*.
- Gotu kola (*Hydrocotyle asiatica*): essa é uma erva essencial para a revitalização dos nervos e das células do cérebro. Trata-se de um tônico e rejuvenescedor da *pitta*. Ao mesmo tempo, inibe a *vata*, acalmando os nervos e ajudando a reduzir o excesso de *kapha*, a qual pode exacerbar a inflamação.
- Rehmannia (*Rehmannia glutinosa*): outra raiz, também usada pela medicina chinesa, a *rehmannia* é *kapha* em sua natureza, aumentando, portanto, os tecidos do corpo, as secreções e os líquidos. É particularmente útil para estimular o funcionamento do aparelho digestivo, o que poderá aliviar a dor nas costas causada ou exacerbada pela obstipação. A *rehmannia* encontra-se disponível sob a forma de pó, podendo ser usada em chás.

Yoga. Os exercícios de yoga têm a função de estimular e alongar os músculos e órgãos, além de produzir em sua mente e seu corpo um estado mais profundo de relaxamento. Existem dezenas de técnicas e exercícios de yoga e, na verdade, diversas escolas de yoga, cada uma das quais com uma filosofia e ênfase ligeiramente diferentes. De fato, o estudo completo da yoga, em seus inúmeros níveis, é tarefa para uma vida inteira; segundo reza a tradição ayurvédica, tal empreendimento conduz à verdadeira harmonia e saúde.

Ao mesmo tempo, contudo, as posturas da yoga em si mesmas podem ser muito úteis no alívio da dor nas costas. Realizadas corretamente e praticadas regularmente, elas o ajudarão a manter o corpo equilibrado, e os músculos e tendões de suas costas maleáveis e flexíveis.

Em especial, três posturas de yoga se aplicam aos problemas das costas:

- *Postura da cobra*: essa postura ajuda a fortalecer a coluna e a alongar os músculos abdominais.
  1. Comece deitando-se de bruços. Junte os pés e coloque as mãos diretamente sob seus ombros, apoiando as palmas das mãos.
  2. Inspire profundamente, expandindo seu tórax. Ao fazê-lo, pressione as mãos para baixo e erga o peito do chão, lentamente, até que seus braços estejam estendidos. Certifique-se de manter os cotovelos junto do corpo e os ombros afastados das orelhas.
  3. Mantenha essa postura, e depois volte à posição inicial, enquanto expira o ar de seus pulmões. Repita a postura três vezes.
- *Postura do gafanhoto*: essa postura também visa fortalecer a coluna lombar e auxilia a digestão e o processo da micção.
  1. Deite-se de bruços, com o queixo apoiado suavemente no chão. Leve os braços para trás, colocando-os de ambos os lados de seu corpo, próximo aos quadris, ou sob as coxas; as palmas das mãos devem apontar para o teto.
  2. Inspire profundamente, elevando ambas as pernas ao mesmo tempo, esticando-as a partir dos quadris. Sinta sua coluna alongar-se, à medida que suas pernas se estendem para cima e para trás. Continue a respirar, lenta e regularmente, enquanto mantém a postura por 5 a 10 segundos.
  3. Solte as pernas devagar, e repita a postura três vezes.
- *Postura em torção sentada*: além de aquietar e acalmar a mente, tonificando os órgãos internos, essa postura ajuda a alongar a espinha e a levar sangue e nutrientes aos músculos das costas.
  1. Sente-se com as costas retas e as pernas esticadas à sua frente.
  2. Dobre o joelho esquerdo, apoiando a sola do pé esquerdo firmemente no chão, tão próximo de seu joelho direito ou coxa quanto possível. Estique a perna direita o máximo que puder para alongar sua coluna.
  3. Coloque a mão esquerda no chão, atrás de você, enquanto traz seu braço direito para o lado de fora de seu joelho esquerdo. Se você for flexível, seu cotovelo direito deverá ficar no mesmo nível que a parte externa de seu joelho esquerdo. Se for um principiante, simplesmente segure seu joelho com a mão direita.
  4. Inspire profundamente, expandindo o peito e levando-o para a esquerda. Deixe que a cabeça acompanhe o movimento de sua

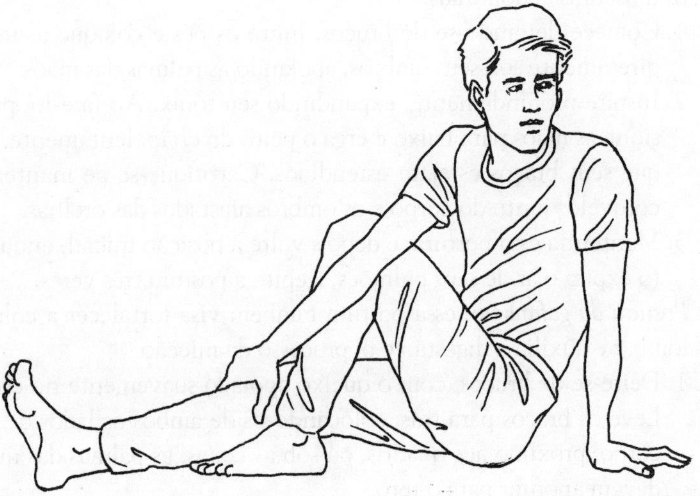

Postura simples de yoga

Sente-se no chão, com as pernas esticadas à sua frente. Dobre o joelho esquerdo e coloque a mão esquerda no chão, ligeiramente atrás de você. Segure sua perna direita logo abaixo do joelho, colocando o cotovelo direito do lado externo de sua perna esquerda dobrada.

Inspire profundamente e, enquanto o faz, eleve a caixa torácica e alongue a coluna no sentido vertical. Ao expirar, faça um movimento de torção, a partir da base de sua espinha para a esquerda. Deixe que sua cabeça acompanhe o movimento da coluna. Continue a respirar, enquanto mantém a postura por alguns segundos. Solte lentamente e volte para a posição inicial. Repita do outro lado.

espinha, à medida que essa faz um movimento de rotação. Gire-a o mais que puder, sem forçar seus músculos.

5. Respire normalmente, enquanto mantém essa postura por 10 a 15 segundos, e então solte.
6. Repita a postura mais duas vezes desse lado e depois inverta a posição, virando para a direita três vezes.

Agora que obteve uma visão geral das técnicas e tradições ayurvédicas, esperamos que se decida a explorar com mais detalhes e em maior profundidade esse sistema complexo de cura (Veja Leitura Recomendada, pág. 197, para mais informações). A seguir, vamos observar uma outra forma de medicina alternativa, que utiliza o poder das ervas e dos aromas para ajudar a restaurar e manter a saúde.

"Pergunte à terra e
ela o ensinará."

Jó 12:8

O Poder de Cura das Ervas e dos Aromas

II

Em algum momento entre 1000 e 700 a.C., um imperador chinês, chamado Shen Nung, compilou uma lista de cerca de 350 plantas, consideradas como tendo propriedades medicinais. Chamado de *Pen Tsao* ou *Grande Herbário*, esse texto representa o primeiro manual escrito sobre ervas. Em todas as culturas, ao longo da história, a humanidade tem dependido do valor nutricional e do poder de cura de flores, ervas, cascas, durâmens, fetos, musgos, líquens, algas e fungos. Os fitoterápicos constituem uma parte importante de muitas abordagens tradicionais da medicina e da saúde, incluindo a medicina chinesa e ayurvédica. Embora esses sistemas compartilhem um objetivo comum — a restauração da harmonia interior — cada um deles poderá utilizar as ervas de uma maneira um pouco diferente do outro, baseando-se em sua visão particular do corpo e em seu método diagnóstico. Mesmo a medicina tradicional moderna encontra-se intimamente ligada à fitoterapia: aproximadamente 25% de todos os remédios receitados nos Estados Unidos derivam de árvores, arbustos ou ervas. Muitas outras drogas são sintetizadas com a finalidade de imitar um composto vegetal natural.

Parente próximo da fitoterapia, a aromaterapia, como é conhecida, constitui um outro ramo da medicina natural; sua utilização remonta a cerca de 4.500 a.C., no Egito antigo. A aromaterapia é um método de tratar doenças por meio da inalação e aplicação externa de óleos essenciais, derivados de raízes, caules, sementes e flores de plantas.

Uma consulta a um fitoterapeuta é bastante recomendável para qualquer pessoa que sofra de uma lesão aguda nas costas ou dor crônica nessa parte do corpo. Como outros tratamentos alternativos, a fitoterapia não procura curar a enfermidade em si, mas ajuda o corpo a permanecer ou a voltar ao estado de equilíbrio que chamamos de saúde. Com esse propósito, os fitoterapeutas analisam estilos de vida e hábitos alimentares de seus pacientes, procurando elaborar um plano individualizado de tratamento. Essa análise, em geral, vai muito além do que normalmente se observaria em relação a médicos tradicionais.

Embora as pessoas que consultam um fitoterapeuta provavelmente recebam orientações e prescrições diferentes (mesmo para uma mesma queixa), existem certas afirmações gerais que podem ser feitas acerca de possíveis fitoterápicos. Há agentes antiespasmódicos que aliviam espasmos em músculos lisos e esqueletais; antiinflamatórios, para suavizar as inflamações ou reduzir a reação inflamatória relacionada com distensões ou torções e medicamentos nervinos ou tônicos, cujo efeito é fortalecer e restaurar o sistema nervoso, ajudando a aliviar a tensão e o *stress*. Uma variedade de óleos essenciais é usada com os mesmos objetivos gerais: acalmar a dor muscular e auxiliar no relaxamento do corpo e da mente.

Durante a primeira consulta com um fitoterapeuta, você deverá estar preparado para fornecer seu histórico médico completo, que se concentra na natureza específica de sua dor, nível e tipo de atividade física, e quaisquer tratamentos médicos e cirúrgicos feitos no passado. Se o fitoterapeuta for médico ou tiver algum outro treinamento profissional, ele poderá fazer também ainda um exame físico. Com muita probabilidade, o fitoterapeuta recomendará que você consulte um quiroprático ou um osteopata para tratar sua desordem. (Veja no Capítulo 8 maiores detalhes sobre essas formas de tratamento.) Baseado em suas descobertas durante o exame, o terapeuta vai-lhe prescrever um ou mais remédios naturais, visando fortalecer seu organismo, e aliviando, ao mesmo tempo, os sintomas.

SUGESTÕES PARA A SUA COLUNA

DIRIJA COM SEGURANÇA

Se você tiver uma longa viagem de automóvel para fazer, planeje parar a cada 30 a 60 minutos, independentemente de estar dirigindo ou ser apenas um passageiro. Saia do carro e estique seu corpo suavemente, usando as sugestões apresentadas no Capítulo 4.

Outras recomendações para uma viagem sem dor, incluem:

- Encontre uma almofada ou descanso para as costas que apóie a coluna lombar e também seu pescoço
- Use sapatos confortáveis, com suportes firmes para os arcos plantares
- Coloque o banco próximo da direção, de forma que você não precise se esticar para alcançar os pedais

Fitoterapia: a farmácia da natureza

Geralmente, os fitoterápicos atuam de maneira muito semelhante às drogas farmacêuticas convencionais. As ervas contêm um grande número de substâncias naturais, cujo efeito é alterar a química do organismo para que esse retorne a seu estado natural de saúde. Ao contrário das drogas puras, entretanto, as plantas contêm uma ampla variedade de substâncias e, portanto, menos que qualquer substância química ativa em particular. Esse atributo torna as plantas muito menos tóxicas para o corpo do que a maioria dos produtos farmacêuticos.

Outro benefício das ervas naturais é que elas tendem a conter combinações de substâncias que atuam juntas para restaurar o equilíbrio do corpo, com um mínimo de efeitos colaterais. Um exemplo disso é a planta ulmária que contém compostos antiinflamatórios semelhantes aos da aspirina, utilizada no tratamento da dor nas costas e de outras desordens músculo-esqueléticas. Esses compostos, denominados salicilatos, com freqüência irritam a mucosa do estômago. Ao contrário da aspirina preparada comercialmente, contudo, a ulmária também contém substâncias calmantes para a membrana gástrica e reduz a acidez estomacal, proporcionando, dessa forma, alívio da dor, ao mesmo tempo que protege o estômago de irritações. Para pessoas com dor crônica nas costas, que se viram obrigadas a optar entre a dor nas costas e a dor de estômago, um tratamento como esse pode parecer uma dádiva dos céus.

Ervas de todos os tipos encontram-se disponíveis sob formas diversas, incluindo:

- *As próprias ervas*: plantas ou partes de plantas que são secadas e cortadas ou pulverizadas para uso sob a forma de chás ou em culinária.
- *Cápsulas ou comprimidos*: um segmento do mercado da fitoterapia em franco desenvolvimento é o das cápsulas e comprimidos, o que permite que as ervas sejam ingeridas rapidamente, sem que a pessoa tenha que sentir seu gosto.
- *Extratos ou tinturas*: os extratos e tinturas são obtidos moendo-se raízes, folhas e/ou flores de uma planta e imergindo-as depois numa solução de álcool e água, onde permanecem durante um certo período de tempo. O álcool permite extrair o máximo de ingredientes ativos da erva, atuando como conservante.

ERVAS PARA TRATAR DORES NA COLUNA

Aqui estão as ervas que com maior probabilidade serão recomendadas para a dor nas costas:

Actéia-negra (*Cimicifuga racemosa*). Um remédio usado inicialmente pelos índios norte-americanos, essa erva atua como relaxante muscular, sendo benéfica no tratamento da dor relacionada com a osteoartrite, ciática e espasmos da coluna.

Preparação e dosagem: essa planta é administrada sob a forma de chás, utilizando-se entre meia e uma colher de chá da erva seca para uma xícara de água fervente; deixa-se em infusão durante cerca de 10 minutos. Tomar o chá três vezes ao dia.

Casca de virbuno para espasmos (*Viburnum opulus*). Como seu nome sugere, esse fitoterápico derivado da casca de uma árvore alivia espasmos musculares e cãibras, sendo, por isso, muito útil para pessoas em fase aguda de dor nas costas.

Preparação e dosagem: para preparar o chá, coloque duas colheres de chá da casca seca numa xícara de água, deixe ferver e cozinhe por 15 minutos.

Tome uma xícara três vezes ao dia. Use de quatro a oito gotas da tintura três vezes ao dia.

Castanha-da-índia (*Aesculus hippocastanum*). Preparado com castanhas apanhadas do chão após caírem já maduras das árvores, no outono, esse remédio atua como um tônico para o sistema circulatório, reduzindo a reação inflamatória em músculos lesados das costas.

Preparação e dosagem: a castanha-da-índia encontra-se disponível sob a forma de chás e ungüentos. O chá é preparado jogando-se uma xícara de água fervente sobre uma ou duas colheres de chá de castanha seca; deixa-se em infusão durante 15 a 20 minutos. O líquido pode ser tomado (três vezes ao dia) ou usado como loção. A dose de ungüento é de uma a quatro gotas três vezes ao dia.

Casca de salgueiro (*Salix nigra*). A casca desse salgueiro é uma fonte natural de salicilatos, como a aspirina. Ele age como antiinflamatório e analgésico.

Preparação e dosagem: a casca do salgueiro pode ser ingerida na forma de chá (faça uma infusão com duas colheres de chá da casca numa xícara de água fervente, deixando-a descansar por 10 minutos) ou aplicada como ungüento (2 a 4 ml), três vezes ao dia.

O poder de cura dos aromas

O termo *aromaterapia* foi cunhado em 1937 pelo químico francês René-Maurice Gattefossé, o qual havia sofrido uma queimadura séria numa das mãos, durante uma experiência de laboratório na fábrica de perfumes de sua família. Sabendo que a lavanda era utilizada em medicina para queimaduras, ele mergulhou a mão numa tina de óleo puro de lavanda, usado na preparação de perfumes. Após observar que sua mão havia-se recuperado rapidamente, Gattefossé começou a estudar as propriedades medicinais de outros óleos essenciais.

Esses óleos, compostos pelas substâncias mais voláteis das plantas, são extraídos através de um processo de destilação por evaporação ou por pressão a frio. Para se obter óleos essenciais puros, nenhum outro produto ou substância química devem ser usados durante o processo de extração, uma vez que esses prejudicariam a composição orgânica natural do material vegetal. De fato, todos os óleos essenciais são compostos de diferentes moléculas orgânicas que, atuando em conjunto, dão ao óleo seu perfume característico, assim como qualidades terapêuticas específicas.

Da mesma forma que as plantas e ervas das quais são extraídos, alguns óleos essenciais são conhecidos por suas propriedades antivirais e antibacterianas, podendo ser usados para tratar infecções como herpes simples, infecções dermatológicas e intestinais e gripe. Talvez a aromaterapia mais comumente empregada seja a que utiliza o óleo derivado do eucalipto; este, quando inalado, exerce uma ação restauradora sobre o aparelho respiratório, funcionando como um agente antibacteriano e antiviral, além de expectorante.

Outros óleos terapêuticos atenuam a reação antiinflamatória do corpo, o que os torna especialmente úteis no tratamento da dor nas costas, artrite e outras afecções de natureza semelhante. Além disso, existem vários óleos que atuam profundamente sobre o sistema nervoso. O *stress*, como você viu no Capítulo 5, superestimula o sistema nervoso simpático, forçando os músculos a se contrair e, finalmente, se encurtar. Certos óleos essenciais, quando inalados, podem ajudar a alinhar o sistema nervoso simpático, fazendo com que sua ação entre em equilíbrio com a do sistema nervoso parassimpático; isso reduzirá os efeitos negativos que o *stress* possa ter sobre o sistema músculo-esquelético.

A UTILIZAÇÃO DA AROMATERAPIA

Os óleos essenciais são essências delicadas e altamente concentradas de plantas. O volume de material vegetal necessário para se obter uma pequena quantidade de óleos essenciais é enorme: para preparar 30 ml de óleo de lavanda, por exemplo, precisa-se de cerca de seis quilos de flores frescas de lavanda. Felizmente, apenas uma quantidade muito pequena de óleo é necessária para se obter efeitos terapêuticos.

Você poderá adquirir óleos essenciais na forma pura ou já diluídos em outro óleo-base, normalmente feito de azeitonas, soja ou amêndoas. São adicionadas ainda ervas que "fixam" os perfumes, de modo que a potência da mistura se mantenha inalterada. A combinação de essências com óleos-base não muda sua composição química, porém ajuda a reduzir sua toxicidade potencial para a pele ou tecidos internos.

Embora seja possível preparar óleos essenciais com um destilador doméstico, a maioria das pessoas prefere comprar óleos prontos em lojas de produtos naturais e/ou de empresas que vendem por correspondência. Entretanto é importante assegurar-se de que os óleos essenciais usados por você sejam exatamente o que devem ser: essenciais, significando que sua composição química original não tenha sido de nenhum modo alterada durante o processo de extração. Certifique-se de que, ao comprar os óleos, a palavra "essencial" esteja impressa na etiqueta e seu fornecedor seja bem-conceituado. (Veja Leitura Recomendada, pág. 197, para mais informações).

Em geral, há duas maneiras principais de usar óleos essenciais:

Como inalantes. A simples inalação dos aromas e de minúsculas partículas da planta vai ajudar a reequilibrar seu corpo.

- *Perfumadores de Ambiente*: ao se colocar algumas gotas de óleo sobre uma lâmpada ou se acender uma vela sob uma xícara ou outro recipiente contendo gotas de óleo, esse vai se volatilizar, tornando todo o seu ambiente rico de um aroma suavizante.
- *Difusores*: dispositivos mecânicos, que dispersam micropartículas de óleo essencial no ar.
- *Saunas Faciais*: despeje água fervente numa vasilha e junte algumas gotas de um óleo essencial. Enrole uma toalha na cabeça e se debruce sobre a vasilha, de forma que a toalha circunde sua cabeça e a vasilha. As essências serão assim absorvidas, tanto pela pele, quanto através das membranas das vias nasais.

Em aplicações tópicas. Quando adequadamente diluídos em bases oleosas, os óleos essenciais podem ser aplicados diretamente sobre a pele, com segurança e eficácia. (Se qualquer óleo essencial parecer irritar sua pele, entretanto, suspenda o uso.)

- *Óleos de Banho*: algumas gotas de um óleo essencial à água do banho contribuirão para uma atmosfera relaxante, ao mesmo tempo que penetrarão na pele. Banhos quentes de imersão também são úteis para aliviar a dor dos músculos das costas.
- *Massagem*: óleos podem ser usados para massagear o rosto, costas, peito ou qualquer outra parte do corpo dolorida ou tensa. Uma quantidade mínima de óleo essencial, passada com suavidade nas têmporas, todas as noites, poderá dissipar a tensão acumulada durante o dia. Como foi mencionado no Capítulo 7 a massagem em si, especialmente se realizada por um profissional treinado, constitui-se nu-

ma parte integral de qualquer tratamento da dor crônica das costas, por liberar a tensão e ajudar os músculos e articulações a se realinharem.

- *Cataplasmas*: uma maneira muito antiga de aliviar a dor crônica e a rigidez, as cataplasmas são preparadas com ervas cruas umedecidas, sendo, a seguir, aplicadas diretamente sobre a área afetada.

Aromaterapia e a dor nas costas

A seguir, apresentamos uma lista de óleos essenciais que podem ajudar a aliviar a dor nas costas, por reduzirem a inflamação ou aliviarem o *stress* e a tensão que desencadeiam e agravam a dor. Gostaria de ressaltar, contudo, que essa é uma relação bastante subjetiva; muitos outros óleos poderão ser igualmente benéficos, ou talvez mais, dependendo de sua constituição e necessidades individuais. Por essa razão, é importante que você consulte um fitoterapeuta treinado em aromaterapia, para aprender mais sobre como empregar essa antiga arte em seu problema específico de saúde.

Alfazema (*Lavandula spica*). Cultivada na Espanha, entre uma variedade de lavandas, a alfazema exsuda um óleo que pode ser massageado em músculos doloridos. De fato, veterinários europeus com freqüência friccionam óleo de alfazema no dorso e nas patas de cavalos de corrida, para suavizar seus músculos, após uma competição. Os óleos de alfazema são também conhecidos como um excelente agente tópico nas irritações da pele, por exemplo, a acne, eczema e queimaduras.

Salva escleréia/óleo de salva (*Salvia officinalis*). Destilado dos cumes floridos e das folhas de uma planta perene comum, o óleo de salva escleréia é há muito conhecido por suas propriedades medicinais. O óleo de salva é um tônico completo e pode ajudar a reduzir a fadiga, irritabilidade e depressão, estimulando a auto-estima, além de diminuir o *stress* total no corpo.

Óleo de olíbano (*Boswellia carteri*). O olíbano tem sido usado desde tempos ancestrais em rituais religiosos, permanecendo até hoje como um ingrediente fundamental do incenso usado nas igrejas, sem dúvida devido à sua capacidade de ajudar aqueles que inalam seu perfume a alcançar um estado mais profundo de meditação e recolhimento. Por essa razão, ele é recomendado às pessoas que sofrem de dor na coluna relacionada com o *stress*.

Junípero (*Juniperus communis*). Destilado por evaporação das frutas secas e amassadas do junípero, esse óleo é bastante usado como anti-séptico e diurético. Quando misturado com óleo de germe de trigo ou de oliva, pode ser utilizado para massagear quaisquer articulações rígidas — incluindo as da parte posterior do pescoço e da coluna lombar — uma vez que possui a propriedade de aliviar inflamações.

Lavanda (*Lavandula angustifolia*). Óleo clássico da aromaterapia, a lavanda tem uma ampla gama de qualidades terapêuticas. Em uso tópico, pode ajudar a curar queimaduras, ferimentos e picadas de insetos. Para pacientes com dor nas costas relacionada ao *stress*, sua ação será a de devolver harmonia ao corpo, por acalmar o sistema nervoso simpático e estimular o parassimpático.

Tangerina (*Citrus reticulata*). Derivado da casca da tangerina, esse óleo essencial se constitui numa poção suavizante e calmante quando usado em massagens ou no banho de imersão quente. As pessoas que têm dificuldade para dormir poderão achar seus efeitos calmantes especialmente úteis à noite.

Neroli (*Citrus aurantium bigaradia*). Esse óleo é obtido pela destilação por evaporação das flores da laranja de Sevilha, nativa da região mediterrânea. É conhecido como um antiespasmódico eficaz e potente redutor de *stress* — uma combinação perfeita para qualquer pessoa que sofra de dor crônica nas costas.

Alecrim (*Rosmarinus officinalis*). Essa é uma das ervas aromáticas mais conhecidas e usadas; seu óleo é destilado por evaporação, usando-se cremes floridos, folhas e pequenos brotos da planta. Ele vem sendo empregado há séculos no tratamento de várias desordens, incluindo problemas estomacais e hepáticos, infecções de todos os tipos e depressão. Utilizado em cataplasmas, como óleo de massagem ou no banho, o alecrim relaxa os músculos e reduz o *stress*.

Esteja atento para o fato de que, como ocorre com todas as formas de medicina natural, a aromaterapia é altamente individualizada. Um mesmo óleo poderá ter um efeito relaxante para uma pessoa e estimulante para outra. Portanto caberá a você decidir se lhe é conveniente experimentar diferentes óleos, isolados ou em combinação com outros, até encontrar um esquema que atenda melhor às suas necessidades. Além disso, lembre-se sempre: os óleos essenciais são, na verdade, drogas potentes e, portanto, devem ser utilizados com cuidado.

Aqui estão mais algumas informações sobre a aromaterapia:

- Antes de usar qualquer óleo essencial em sua pele, seja por meio banhos, como ungüento ou em massagem, faça antes um teste numa pequena região do corpo. Para isso, lave uma área de aproximadamente 5 cm^2 num de seus antebraços e enxugue-a cuidadosamente. Aplique uma pequena gota de óleo essencial, diluindo-o, em partes iguais, num óleo suave, como o de oliva, por exemplo. Cubra essa área com um "band-aid" e espere 24 horas. Se não ocorrer irritação, use o óleo em suas fórmulas. Caso apresente uma reação — como erupções ou bolhas — procure outro óleo. O teste é particularmente importante se você tiver alergias ou uma pele muito sensível.

- Se você estiver grávida, recorra a seu obstetra e também ao terapeuta alternativo para orientação, antes de usar qualquer óleo essencial.
- Não use óleos essenciais internamente, a não ser que tenha discutido o assunto primeiro com seu terapeuta.
- Mantenha os óleos essenciais longe de seus olhos.
- Conserve-os em vidros escuros ou garrafas metálicas, protegendo-os da luz e do calor.

A fitoterapia e seu parente próximo, a aromaterapia, são dois dos ramos da medicina alternativa que estão-se desenvolvendo mais rapidamente nos Estados Unidos. No final do livro encontram-se títulos de alguns livros úteis sobre a matéria. No próximo capítulo, vamos analisar outro campo do tratamento natural, chamado homeopatia.

"*A força natural de cura dentro de cada um de nós é o poder maior em nossa recuperação.*"

Hipócrates

12 Homeopatia no Tratamento da Dor nas Costas

Termo derivado das palavras gregas *homoios* (que significa "semelhante") e *pathos* ("sofrimento"), a homeopatia foi desenvolvida pelo médico alemão do século XIX, Samuel Hahnemann. Ela representa uma surpreendente alternativa para a maneira pela qual a medicina moderna encara a saúde e a doença, particularmente as desordens crônicas, como a maioria dos casos de dor nas costas.

Como ocorre com as diversas terapias alternativas discutidas no presente livro, entretanto, é impossível descrever o processo usado por um homeopata para diagnosticar ou tratar seu caso específico de dor nas costas. O plano terapêutico será totalmente baseado em seus sintomas particulares, estilo de vida e necessidades pessoais. Na verdade, da mesma forma que outros profissionais da medicina alternativa, um homeopata poderá não considerar a fonte de sua dor nas costas como sendo uma distensão muscular, um disco lombar herniado, ciática ou mesmo excesso de tensão, mas, ao contrário, localizará essa fonte do problema em algum outro ponto do corpo ou da mente.

Samuel Hahnemann era um homem profundamente espiritualizado e acreditava que o papel do médico deveria ser o de ajudar o corpo do paciente a curar-se por si mesmo, e que a verdadeira cura não poderia produzir-se simplesmente pela administração de medicamentos, que, em essência, anulariam os processos naturais do corpo. Hahnemann estava convencido de que dentro de cada ser humano encontra-se uma "força vital", um poder de vida que anima e governa o corpo, mantendo-o equilibrado e saudável. A doença ocorre quando uma perturbação dessa força vital se verifica. A homeopatia considera os sintomas de uma doença como a manifestação externa das tentativas internas dessa força vital para devolver equilíbrio ao corpo. Dores nas costas, por exemplo, poderiam representar o esforço do corpo para corrigir um desalinhamento espinhal ou para liberar toxinas e resíduos acumulados nos músculos.

No sentido de auxiliar o corpo em seus próprios esforços para curar a si mesmo — e fortalecer sua força vital, contra uma doença — um homeopata administra remédios destinados a corresponder aos sintomas, e não aliviá-los, como é o objetivo da medicina ocidental. Esse princípio ficou conhecido como a *Lei dos Semelhantes* de Hahnemann, ou "o semelhante cura o semelhante". Ao tornar os sintomas temporariamente piores, um medicamento estaria intensificando a capacidade do próprio corpo de curar a si mesmo. De fato, segundo a visão da homeopatia, qualquer terapia que procure suprimir o livre fluxo dos sintomas, na verdade, prolongará a perturbação subjacente, uma vez que impede o corpo de curar-se.

Uma outra teoria da medicina homeopática é denominada *Lei dos Infinitesimais*. Desenvolvida inicialmente por Hahnemann, com o propósito de reduzir os efeitos colaterais dos produtos químicos, com freqüência potencialmente tóxicos, essa teoria afirma que quanto menor a dose do medicamento, maior sua potência e efeito sobre a força vital do corpo. Os remédios homeopáticos são extratos derivados da imersão de substâncias vegetais, animais ou minerais em álcool, para se obter o que é conhecido como "tintura-mãe". Esta tintura é diluída novamente em álcool, na razão de uma parte de tintura para 10 ou 100 partes de álcool, sendo depois agitada vigorosamente e diluída mais uma vez.

Esse processo de agitar e diluir, repetido várias vezes, recebeu o nome de "sucussão". Muitos pesquisadores crêem que através da sucussão a energia vital de uma substância é transferida para a tintura. Portanto, quanto mais vezes uma solução passar pela sucussão, mais potente será o medicamento, embora pareça não subsistir nela nenhum traço da erva ou mineral original. Finalmente, a solução resultante é adicionada a comprimidos ou glóbulos, em geral feitos de açúcar.

As prescrições de remédios homeopáticos são feitas somente após uma avaliação cuidadosa, por parte do homeopata, do conjunto de sintomas específicos de um paciente e de sua constituição física e emocional. De fato, uma consulta com um homeopata poderá constituir-se numa experiência única para aqueles que estão habituados com a abordagem da medicina ocidental no aspecto do diagnóstico e tratamento das doenças. Um homeopata passará muito mais tempo conversando com um paciente sobre sintomas e fatores ligados ao seu estilo de vida, além de observar mais cuidadosamente seu comportamento, personalidade e cor, do que um médico convencional.

De acordo com os princípios da homeopatia, distúrbios mentais e emocionais são mais sérios do que as enfermidades físicas, basicamente porque podem, eles mesmos, causar doenças físicas. A dor nas costas é um perfeito exemplo disso. Altos níveis de *stress* e as emoções que provocam (como raiva, ansiedade e irritabilidade) estão diretamente relacionados com os espasmos musculares e tensão que se encontram na raiz da maioria dos casos de dores nas costas. Um homeopata passará um bom tempo fazendo-lhe perguntas sobre o *stress* a que você tem sido submetido e sua habilidade para lidar com ele, antes de fazer o diagnóstico e indicar um tratamento.

Na verdade, o modo como um homeopata trata doenças ou desordens, como a dor nas costas, depende inteiramente do padrão específico de sintomas de uma pessoa. Nem todas as pessoas que apresentam dor na coluna lombar, por exemplo, podem atribuir o problema à herniação de um disco ou mesmo ao *stress* e à tensão em geral. A dor também não ocorre no mesmo momento ou local, ou pelas mesmas razões em todos os pacientes. Um médico convencional, ligado à medicina tradicional, vai propor o mesmo tratamento — ou a falta de tratamento no caso de muitas pessoas com dor crônica nas costas — para quase todos os pacientes. Normalmente, isso consiste numa combinação de analgésicos, exercícios e/ou cirurgia. Um homeopata, por outro lado, reconhece vários padrões diferentes de sintomas e dispõe de remédios que correspondem a cada um deles. Os sintomas do paciente são equiparados ao padrão de sintomas produzidos pelo medicamento. Quanto mais intimamente esse corresponder ao padrão total de sintomas apresentados pelo paciente, mais eficaz ele será.

Além disso, os sintomas que levam o paciente a procurar o médico (chamados de *sintomas comuns* pela homeopatia), raramente são os mais importantes, no que se refere à seleção de um medicamento. Ao contrário, para se determinar um tratamento, um peso maior é atribuído aos *sintomas gerais*, que incluem o estado mental e emocional do paciente. Outros sintomas, denominados *sintomas específicos*, são aqueles que se relacionam com qualquer órgão ou estrutura do corpo em particular (a dor muscular, por exemplo). Esses também são menos importantes do que os sintomas gerais. Os mais importantes de todos são os que os homeopatas chamam de *sintomas estranhos, raros e peculiares*; como seu nome indica, trata-se de sintomas que são totalmente inerentes ao paciente que os descreve. Um homem que afirma sentir sua coluna como se ela estivesse em chamas e uma mulher que sente estar presa dentro de sua própria pele são exemplos de duas pessoas com sintomas estranhos, raros e peculiares. Mesmo que cada um deles também sinta dor na coluna lombar, provavelmente lhes serão dados remédios diferentes.

Além do que foi mencionado acima, um outro aspecto fundamental da homeopatia é a *Lei da Cura*: esta postula que os sintomas desaparecem na ordem inversa de seu aparecimento. Em outras palavras, os últimos sintomas a aparecer serão os primeiros a desaparecer com o tratamento. Se um paciente tiver tido muitos problemas de saúde no decorrer dos anos, ele poderá observar sintomas de problemas passados reaparecerem com a continuação do tratamento homeopático. Alguém que procura um homeopata para tratar sua dor nas costas, por exemplo, poderá descobrir que em breve se desenvolvem sintomas de bronquite, uma doença anterior. Lenta mas seguramente, atuando para trás no tempo, o remédio ou remédios homeopáticos vão restaurar a intensidade da força vital e equilibrar o ambiente interno.

O tratamento da dor nas costas pela homeopatia

Uma vez que o tratamento depende dos sintomas, qualquer um dos remédios homeopáticos, entre as várias centenas descritas na *Materia Medica Pura*, de Hahnemann, e nos quais a homeopatia moderna se baseia, poderia ser prescrito para uma pessoa com dor nas costas. Além disso, um homeopata poderá trabalhar com uma pessoa para resolver problemas físicos e emocionais subjacentes que contribuem para a dor. Um escultor que passa seu dia debruçado sobre uma mesa cheia de argila provavelmente não encontrará uma solução permanente para a dor na coluna lombar em qualquer vidro de medicamento ou comprimidos — pelo menos até corrigir seus desequilíbrios posturais, quer através do fortalecimento dos músculos abdominais e das costas, quer mudando a altura de sua mesa, ou talvez ambos.

Existem, entretanto, algumas indicações gerais de remédios homeopáticos, que poderiam ser aplicados em seu caso particular. Entre elas, encontram-se:

Arnica montana: assim chamada por crescer nas montanhas da Europa e região noroeste dos Estados Unidos, essa erva é uma das mais usadas em homeopatia. Ela é eficaz no tratamento de uma ampla gama de afecções, incluindo doenças cardíacas, cortes e arranhões e distúrbios gastrintestinais, além da dor nas costas. Em uso tópico como tintura ou ungüento, a arnica pode aliviar músculos doloridos, devido a uma lesão aguda ou ao uso inadequado crônico. Pacientes para os quais a *Arnica montana* poderá ser recomendada alegam sentir-se contundidos e com frio, tendendo a ter pesadelos.

Pulsatilla: essa planta perene, também conhecida como anêmona do campo, é um remédio usado com freqüência para tratar sintomas da síndrome pré-menstrual, sendo também útil nas dores que atingem as extremidades e a coluna vertebral. A pessoa para a qual a *Pulsatilla* poderá funcionar melhor é alguém que parece ansioso por agradar, sendo altamente emocional e afetuoso. Os sintomas tendem a piorar quando ele se encontra num ambiente fechado e quente, mas melhoram ao ar livre.

Rhus toxicodendron: difícil como possa parecer, um dos medicamentos homeopáticos mais eficazes nas inflamações relacionadas com lesões nas costas deriva da hera venenosa. O *Rhus tox.*, como é geralmente abreviado, foi usada pela primeira vez como remédio em 1798. Essa substância age sobre a pele e as mucosas, assim como nas articulações, tendões e músculos. Ela alivia sintomas imediatos de dor quando friccionada na área afetada, podendo prevenir danos maiores após uma lesão aguda. O *Rhus tox.* é apropriado para pessoas cujos sintomas tendem a se agravar no início de um movimento, melhorando com a atividade. Essas pessoas são geralmente irrequietas, têm dificuldade para dormir e sofrem de dores de cabeça freqüentes.

O tratamento de qualquer desordem pela homeopatia, incluindo a dor nas costas e outros problemas músculo-esqueléticos, exige uma observação constante e, em alguns casos, uma série de remédios diferentes, que são prescritos com base em sintomas novos. Felizmente, o custo desses medicamentos tende a ser relativamente baixo. Quando a enfermidade e a constituição de um paciente forem bem compreendidas pelo homeopata e também pelo próprio paciente, os remédios poderão ser tomados em casa.

Quando o médico alemão Samuel Hahnemann desenvolveu inicialmente a homeopatia, a medicina moderna encontrava-se na infância. A farmacologia moderna e a sala de cirurgia estavam a caminho de se transformar nas bases de sustentação da medicina ocidental. A Organização Mundial da Saúde estima que cerca de 500 milhões de pessoas no mundo todo utilizam atualmente a homeopatia no tratamento das doenças, ainda que a medicina de alta tecnologia continue a dominar o cenário internacional. A seguir, vamos mostrar-lhe como usar as informações fornecidas neste livro para elaborar um plano terapêutico responsável e cômodo, que o ajudará a aliviar sua dor nas costas.

SUGESTÕES PARA AS SUAS COSTAS

CARREGUE COM CUIDADO

Se você tiver que carregar objetos pesados, mantenha-os próximos de seu corpo, à altura da cintura. Evite sacos plásticos quando for fazer suas compras; carregar peso com o braço esticado resulta numa pressão indevida sobre a coluna lombar. Em vez disso, coloque suas compras em sacos de papel e carregue-os com ambos os braços.

"Leva-se muito tempo para ficar jovem."

Pablo Picasso

13

Elaboração de um Plano Alternativo

Até aqui, você teve oportunidade de ler a respeito de várias alternativas naturais para a cirurgia e para a terapia medicamentosa no tratamento de lesões e dores nas costas. Embora algumas dessas opções possam parecer confusas e ocasionalmente contraditórias, elas possuem um objetivo em comum: restaurar o corpo, levando-o a um estado natural de equilíbrio, de modo que seu sistema músculo-esquelético tenha condições de funcionar adequadamente.

Contudo existem diferenças significativas entre as diversas alternativas em seus aspectos filosóficos. A decisão quanto à melhor escolha para uma pessoa é algo bastante pessoal, e pode envolver a investigação de diferentes abordagens, antes que se assuma compromisso com um determinado plano de tratamento.

Enquanto isso não ocorre, observe as seguintes idéias sobre como usar e escolher um método terapêutico alternativo:

1. *Use a medicina holística como um instrumento de prevenção das doenças*. O melhor momento para explorar uma nova forma de tratamento não deve ser durante uma crise médica, mas sim quando seu corpo está num

estado relativamente saudável. Nunca é cedo demais para equilibrar seu corpo, usando uma abordagem holística da saúde. Agindo assim, você será capaz de impedir que uma lesão aguda ou espasmo ocorram, além de evitar, a longo prazo, problemas e dores crônicas, relacionados com o *stress*.

2. *Invista em biblioterapia*. Trata-se de um nome extravagante para o aprendizado através da leitura; a biblioterapia o ajudará a obter uma compreensão mais abrangente das várias filosofias da saúde e doença, antes de você se decidir pela maneira como gostaria de tratar seu problema de dor nas costas. No final do livro, em Leitura Recomendada, pág. 197, você vai encontrar uma lista dos livros mais relevantes sobre dor nas costas e medicina natural, podendo escolher, entre eles, os que o interessarem particularmente.

3. *Trabalhe em conjunto com um médico tradicional que esteja disposto a analisar opções com você*. Ao nos aproximarmos do século XXI, cada vez mais a medicina se mostra inclinada a combinar o que há de melhor nas opções tradicional e alternativa. Se seu médico se dispuser a aprender, porém se não tiver conhecimentos muito profundos sobre essas diversas opções, você poderá partilhar com ele suas fontes de informação, incluindo o presente livro. Se o médico que o está tratando atualmente não demonstrar interesse por outras filosofias, considere a possibilidade de escolher um outro profissional. Volte ao Capítulo 3, onde encontrará informações a respeito de como encontrar um profissional da área médica com quem possa trabalhar de forma satisfatória.

4. *Viva bem e em harmonia com o universo*. Se após ter lido este livro você decidir não adotar uma forma alternativa de tratamento da saúde, deveria mesmo assim tentar abrir seu coração e mente para o fluxo natural de energia, dentro e fora de seu corpo. Pense na maneira como você vive seu dia-a-dia: sua vida é realmente saudável? Os alimentos que come nutrem seu espírito e seu corpo ou você termina por se sentir empanturrado e enfastiado? Você é capaz de relaxar completamente ou sente-se sob constante pressão? Seus músculos, tendões e ossos são fortes e flexíveis ou você com freqüência se sente enrijecido e dolorido após executar qualquer exercício, por mais moderado que seja? Avalie sua disposição diária; você crê que poderia sentir-se melhor, agir no sentido de realizar mudanças, mesmo pequenas, mas que vão-se somar umas às outras, em seus hábitos diários — mesmo que se decida antecipar a uma abordagem abrangente da medicina natural de seu problema de coluna?

O restante deste capítulo é dedicado a responder algumas das perguntas que meus pacientes com dor nas costas têm feito a mim e aos meus colegas, sobre problemas específicos, e as várias opções de tratamento descritas. Esperamos que as respostas fornecidas correspondam, pelo menos em parte, às suas próprias dúvidas e preocupações.

SUGESTÕES PARA AS SUAS COSTAS

NÃO CARREGUE MUITO PESO EM SUAS VIAGENS

- Descarregue sua bagagem o mais perto possível da companhia aérea ou entrada do hotel; deixe que o motorista do táxi o ajude ou peça a um carregador para tirar suas malas do carro e levá-las até o portão de entrada ou balcão.
- Use malas com rodinhas ou compre um carrinho para bagagem.
- Chame um carregador para cuidar de suas malas; os poucos dólares extras serão compensados pelas férias ou viagem de negócios agradáveis e livres de dor.

Medicina natural, dor nas costas e você

P. Meu pai e minha irmã — pelos quais tenho grande respeito — são médicos tradicionais, e eu vivi até os 42 anos usando a medicina tradicional para me ajudar a sobreviver a um acidente de automóvel e à apendicite. Sei que estou viva hoje, graças aos cuidados da medicina de alta tecnologia que recebi no hospital após os eventos mencionados acima. Gostaria de explorar alternativas, mas não quero abrir mão daquilo que funcionou para mim no passado.

R. Não há dúvida que a tecnologia médica moderna salva vidas e pode ajudar uma pessoa durante uma crise aguda. Contudo a eficácia dos recursos médicos atuais tem seus limites, incluindo a típica falta de atenção à prevenção de doenças e sua freqüente incapacidade de abordar as causas básicas de desordens crônicas, ligadas a estilos de vida, como a dor nas costas. Felizmente, vivemos numa época em que a medicina de alta tecnologia e as suas equivalentes holísticas estão aprendendo a atuar em cooperação umas com as outras. A osteopatia, particularmente, é um bom exemplo. Os osteopatas são médicos que têm acesso às técnicas da medicina tradicional e afinidade por elas. Muitos quiropráticos, acupunturistas e outros profissionais da medicina alternativa também possuem diplomas médicos e/ou um relacionamento profissional com médicos tradicionais e instituições para cuidados da saúde. Portanto você ainda poderá utilizar métodos diagnósticos e tratamentos médicos que salvam vidas (ou reduzem a dor), considerados úteis por você, ao mesmo tempo que investiga opções holísticas.

P. Tenho tido dores na coluna lombar quase constantemente há cerca de um ano. Pelo menos uma ou duas vezes por semana tomo um relaxante muscular para poder dormir, e praticamente dependo do ibuprofeno e da aspirina em minha vida diária. Existem terapias alternativas que vão permitir-me deixar de lado essas drogas?

R. Todas as formas de medicina alternativa têm no mínimo um objetivo em comum: permitir que o corpo volte ao seu estado natural de equilíbrio e saúde. Medicamentos como a aspirina e o ibuprofeno, por outro lado, agem mascarando sintomas como a dor e o desconforto: sintomas que constituem sinais de alerta, indicando que algo errado aconteceu no corpo. Embora os analgésicos possam ser enormemente úteis na redução da dor, muitas vezes agoniante, de um espasmo agudo da coluna, eles poderão terminar por lhe fazer mais mal do que bem, se você não procurar identificar a causa subjacente à sua dor nas costas. Faz sentido iniciar a busca de outras soluções, que não o uso diário dessas drogas.

P. Estou bastante interessada em encontrar uma alternativa saudável para os medicamentos e a cirurgia e tenho lido a respeito das diferentes opções, particularmente a medicina chinesa tradicional. Entretanto, nunca fui uma pessoa religiosa e a ênfase numa força espiritual que ajuda a nos curar me incomoda.

R. Num certo sentido, a espiritualidade é a crença de que estamos ligados a algo fora de nós mesmos, e de que dependemos disso quer se refira à natureza, aos nossos semelhantes ou ao desconhecido. É importante distinguir entre o conceito acima e a religião, que envolve um sistema específico de crenças, o qual define e explica essa ligação. Embora os sistemas orientais de cura se originem de princípios filosóficos e religiosos, é perfeitamente possível se beneficiar desses sistemas sem consentir diretamente na filosofia mais abrangente. O importante é manter a convicção de que você tem o poder de controlar sua saúde e seu futuro e de que poderá fazê-lo, alterando seu mundo exterior (através de uma alimentação adequada, parando de fumar, exercitando-se e mudando situações estressantes) e seu mundo interior (deixando de se prender às próprias emoções, aprendendo a relaxar, a amar e a se divertir, além de incentivar em si mesmo pensamentos positivos e de esperança). Através desse processo, talvez você também encontre uma nova maneira de abordar a espiritualidade em sua vida.

Dor nas costas: avaliação de riscos

P. Meu pai sofreu de dor nas costas e agora eu também sofro. Isso poderia ser hereditário? Eu deveria me preocupar com meus filhos?

R. Natureza *versus* criação é um dos enigmas mais antigos da medicina. Pode ocorrer que você tenha herdado de seu pai uma fraqueza ou deformidade muscular ou óssea. O mais provável, contudo, é que tenha aprendido com ele certos hábitos pouco saudáveis, como comer em excesso, exercitar-se pouco, fumar cigarros ou levar uma vida sobrecarregada de *stress*. Você deveria explorar ambas as possibilidades com seu médico ou terapeuta naturalista. Quanto a seus filhos, nunca é cedo demais para incutir-lhes costumes saudáveis, que lhes permitirão manter um equilíbrio e saúde adequados. Transmitindo-lhes o conceito de hábitos corretos de alimentação e exercício, desde a tenra idade, você os estará ajudando — além de ajudar a si mesmo — a prevenir o desenvolvimento de problemas músculo-esqueléticos no futuro.

P. Estou grávida de cinco meses e minhas costas estão me matando. Isto é normal?

R. Você não é a única; longe disso. A maioria das mulheres grávidas, num momento ou outro, sofre de algum tipo de dor nas costas, por várias razões. Primeiro, a freqüente fadiga e náusea que ocorrem no início da gravidez podem desencorajar uma mulher normalmente ativa a praticar exercícios. Segundo, longos períodos de repouso na cama ou inatividade podem levar a dores musculares. No final da gravidez, o abdome aumentado poderá causar alguma forma de imobilidade, além de forçar os músculos da coluna lombar. Siga as seguintes sugestões para encontrar alívio:

- Evite ficar muito tempo em pé, o que provoca um arqueamento prejudicial da coluna.

- Evite ficar sentada por muito tempo, pois estará fazendo pressão sobre a espinha e causando enfraquecimento de seus músculos abdominais.
- Mude de posição freqüentemente, ajudando a aumentar a circulação nos músculos e articulações da coluna e das pernas.
- Pratique a inclinação pélvica, em pé e na posição dobrada para a frente.

P. Estou trabalhando como costureira para um desenhista de modas, há aproximadamente oito meses. Gosto muito de meu trabalho, mas meu pescoço e parte superior das costas encontram-se sob constante tensão. Com exercícios, consigo liberar a maior parte da rigidez, porém receio que, com o correr do tempo, e à medida que vou ficando mais velha, a dor se torne crônica. O que posso fazer para conservar meu emprego e também me proteger de lesões?

R. Você está certa em começar a pensar numa solução agora, antes que um dano maior seja causado a seus músculos e articulações. O primeiro passo poderia ser consultar um especialista em ergonomia: uma pessoa treinada para tornar um local de trabalho seguro e producente. Ele colaborará com você no sentido de garantir que sua máquina de costura esteja numa posição ótima, que você mantenha seus dedos, pulsos e ombros numa postura correta enquanto costura, e que a altura de sua cadeira seja adequada. Todas estas medidas ajudarão a protegê-la de lesões durante seu período de trabalho.

Dor nas costas: uma visão global da medicina

P. O que são medicamentos para a dor? Eles são eficazes?

R. As drogas sintéticas, também chamadas fármacos, não são necessariamente consideradas "más para você"; de fato, algumas drogas podem realmente salvar vidas sob determinadas circunstâncias. Como foi discutido anteriormente, contudo, esses medicamentos normalmente se concentram no alívio dos sintomas e não na abordagem dos problemas que os causam. Eles também tendem a assumir funções do corpo, em vez de ajudá-lo a trabalhar corretamente por si mesmo. Finalmente, os fármacos em geral produzem efeitos colaterais desagradáveis, os quais, em essência, somente contribuem para o estado de desequilíbrio que causou os sintomas originais.

Freqüentemente, uma alternativa mais segura é a escolha de abordagens mais naturais, como medidas alimentares, exercícios e remédios de ervas, que procuram restaurar o funcionamento adequado do corpo, produzindo um mínimo de efeitos colaterais.

P. Três anos atrás, passei por uma cirurgia para reparação de uma hérnia de disco. Até há cerca de três meses, parecia que a operação havia sido um completo sucesso, mas agora as dores recomeçaram. O cirurgião que me operou afirma não ser incomum a necessidade de uma segunda cirurgia, porém eu prefiro não me submeter a esse processo novamente. O senhor acha que eu deveria?

R. Não me sinto à vontade para lhe dar uma resposta definitiva, sem antes analisar seu prontuário médico e examiná-lo. É possível que a cirurgia possa corrigir seu problema. Contudo, decida ou não submeter-se a um novo procedimento, torna-se imperativo que você e seu médico tentem identificar o que está causando a herniação de seus discos. Você tem um trabalho que impõe uma grande pressão nos músculos e articulações de sua coluna? Você dirige durante muito tempo todos os dias? É completamente sedentário? Tem excesso de peso? Se responder "sim" a qualquer dessas perguntas, seu estilo de vida poderá precisar de um ajuste tão grande quanto sua espinha.

P. Gostaria que um homeopata tratasse da dor crônica em minha coluna. Meu médico tradicional, o qual admite ter condições de me oferecer poucas soluções, faz veementes objeções a isso. O que eu deveria fazer?

R. Essa é uma pergunta delicada, para a qual não existe resposta fácil. Muitos médicos tradicionais, de excelente reputação e altamente qualificados, encontram dificuldade para aceitar os princípios da homeopatia e de outras formas alternativas de cuidados da saúde, porque essas não foram "comprovadas", segundo critérios estritos da corrente médica tradicional. Entretanto, à medida que novos estudos revelam o fato de a medicina tradicional ter pouco a oferecer em benefício das vítimas das dores nas costas, mais médicos tradicionais vêm-se mostrando dispostos a explorar diferentes opções com seus pacientes. Se o seu médico se recusar a isso, eu sugiro que você procure outro profissional, visando analisar métodos alternativos de tratamento.

Exercícios: o caminho para uma coluna saudável

P. Sei que os exercícios se constituem numa parte importante de qualquer tratamento para o alívio das dores nas costas, mas também tenho consciência de que eles podem causar lesões. Além disso, sou hipertenso. Deveria fazer exercícios ou não?

R. Antes de iniciar qualquer programa de exercícios, obtenha permissão de seu médico. Se suas costas estiverem seriamente machucadas ou se sua pressão sangüínea estiver perigosamente alta, ele poderá recomendar exercícios muito suaves e períodos curtos de prática de exercícios por várias semanas — digamos caminhar num ritmo lento durante dez minutos — até você desenvolver alguma resistência cardiovascular e muscular. Provavelmente, seu médico pedirá que faça eletrocardiograma de esforço em vários intervalos para avaliar a força de seu coração. Contudo, se você iniciar e persistir num plano de exercícios, isso definitivamente vai aumentar sua saúde cardiovascular e seu sentido geral de bem-estar a longo prazo.

P. Gosto de jogar tênis, sendo esse praticamente o único exercício que pratico regularmente. Porém, sempre que dou uma tacada cruzada minhas costas sofrem uma torção. O que posso fazer, além de parar de jogar ou perder para um adversário capaz de observar minha fraqueza?

R. Peça a um terapeuta esportivo treinado para trabalhar com você na identificação de seu problema. A raiz dele poderá estar na forma como joga: talvez esteja batendo na bola incorretamente, prejudicando assim seus músculos. Ou, ainda, talvez precise fortalecer os músculos de suas costas, quadris e/ou pernas, através do exercício com pesos ou outras modalidades, até que os mesmos estejam fortes o suficiente para que você execute as tacadas adequadamente.

P. Sou um verdadeiro "comedor de batatas fritas no sofá", e quero mudar minha vida. Contudo quase todas as vezes que começo a me exercitar, acabo machucando minhas costas. Como posso fazê-lo com segurança?

R. A regra fundamental é começar devagar e aumentar a intensidade e a duração dos exercícios gradualmente. Um dos erros mais freqüentes e potencialmente perigosos que as pessoas cometem ao decidir virar uma nova página de exercícios em suas vidas é forçar demasiadamente o corpo, e com muita rapidez. Quando for começar um programa de exercícios, peça antes orientação a seu médico ou terapeuta alternativo. Ele poderá ter uma opinião quanto ao que está causando lesões em seus músculos da coluna, especificamente. A seguir, tente escolher uma modalidade de exercícios que exerça a menor pressão possível sobre sua coluna e quadris, pelo menos até que você esteja mais forte e flexível. Veja o Capítulo 4 para maiores informações.

Relaxamento para o alívio da dor

P. Sou advogado criminal e meu trabalho envolve um alto nível de tensão; tipicamente, minha jornada diária é de 12 a 14 horas. Sei que preciso aliviar o *stress* — com freqüência tenho dores no pescoço e nas costas, e sou conhecido por minha agressividade — entretanto, todas as vezes que tento relaxar acabo por ficar mais tenso. Como posso resolver esse dilema frustrante?

R. Observe a maneira pela qual está tentando relaxar. Embora tendamos a relacionar a inatividade com o relaxamento, muitas pessoas descobrem que atividades estimulantes para a mente e/ou corpo — tais como os exercícios ou um passatempo — são mais úteis para o alívio do *stress* do que atividades sedentárias e passivas como, por exemplo, assistir televisão ou esforçar-se para dormir. Ao mesmo tempo, é importante para a sua saúde geral, sem falar de sua coluna, tentar diminuir o ritmo e aquietar a mente de forma regular. Uma técnica de meditação, como a visualização criativa, que estimula a imaginação, poderá constituir-se num método de relaxamento, além de colocá-lo em contato mais íntimo com aquilo que faz de você uma pessoa tão agressiva e tensa.

P. Todas as noites, ao voltar para casa depois do trabalho, passo cinco ou dez minutos anotando minhas tarefas para o dia seguinte e as coisas que estão me incomodando. Penso que isso me ajuda a relaxar, porém minha esposa afirma que esse hábito faz com que meus problemas pareçam mais importantes do que realmente são. Quem está com a razão?

R. É mais do que provável que você esteja. Um estudo realizado na Pennsylvania State University demonstrou que as pessoas eram capazes de reduzir os níveis de ansiedade, através do estabelecimento de um "período de preocupação" diário. Se começassem a se inquietar com problemas e tarefas futuras, durante outros períodos do dia, elas se esforçavam para adiar a preocupação até o momento preestabelecido. O sentido de ordem que um sistema como esse proporcionava, dava ao grupo pesquisado um sentimento de controle e o acalmava. Eu diria que você está no caminho correto.

A alimentação e o fator nutrição

P. Tenho feito regime desde que meu médico me explicou ser o excesso de peso que carrego parte do motivo pelo qual minha coluna lombar dói tanto. Cortei quase toda a gordura de minha alimentação, principalmente pelo fato de usar muitos dos produtos isentos de gordura agora disponíveis, mas não fui capaz de perder peso. De fato, creio ter engordado um pouco. O que estou fazendo de errado?

R. Você pode estar ingerindo a mesma quantidade de calorias e açúcar que no passado, talvez mais. Embora o consumo de muita gordura, particularmente de gordura saturada, como a manteiga e outras gorduras animais, seja a causa fundamental do aumento de peso, o fato é que ingerir excesso de comida de qualquer tipo — com ou sem gordura — também o fará ganhar peso. Na verdade, todas as vezes que ingerir mais calorias do que queima, você engordará um pouco. Assegure-se de que não está se excedendo em calorias sem valor nutritivo — como aquelas encontradas em bolos de chocolate pobres em gordura — em detrimento de alimentos com poucas calorias, mais saudáveis, por exemplo, cereais, frutas e vegetais frescos.

P. Eu consumo grandes quantidades de refrigerantes dietéticos. Poderiam os conservantes e outros aditivos estar contribuindo para a dor em minhas costas?

R. É possível que uma sensibilidade a essas substâncias possa estar irritando suas articulações e tecidos musculares. Contudo eu observaria primeiro fontes mais prováveis da dor, tais como a quantidade de exercícios que você pratica, o trabalho que realiza diariamente e sua postura, antes de presumir que uma alergia seja a raiz de seu problema.

P. Sou alérgica ao pólen; na primavera minha respiração se torna difícil e tenho uma coriza constante. Também sofro de dores nas costas, praticamente o ano todo, mas a dor não parece ser afetada pelo pólen. Alguma outra alergia poderia estar contribuindo para o problema em minhas costas?

R. É verdade que uma pessoa alérgica a uma substância é mais suscetível de desenvolver outras afecções relacionadas com a alergia. Pode ocorrer que seu sistema imunológico seja hipersensível a algum alimento ou outra substância, os quais agravam seus músculos e articulações. Consulte seu médico e/ou terapeuta alternativo.

P. Gosto de comer peixe e tenho ouvido dizer que se trata de uma boa fonte de proteínas, sendo ao mesmo tempo pobre em gorduras. Isso é correto?

R. Desde que você não prepare o peixe com gordura nem use molhos cremosos pesados (como o molho tártaro), terá feito uma excelente escolha para a sua saúde geral e em relação a quaisquer esforços para perder peso que esteja realizando. O peixe não apenas tende a ter menos gordura do que a carne, mas sua gordura contém uma substância especial, os ácidos graxos ômega-3, que comprovadamente reduzem as dores associadas à inflamação. Peixes especialmente ricos em ômega-3 incluem o salmão, a cavala, o arenque, a sardinha, o atum e as anchovas.

P. É possível curar a dor na coluna somente pela alimentação?

R. Uma vez que as causas da dor nas costas — e de fato de quaisquer doenças crônicas — são variadas e complexas, é improvável que a mudança de apenas um aspecto de sua vida alivie permanentemente seus problemas de dores nas costas. Se você mantiver um peso normal e proporcionar a seu corpo todos os materiais integrais de que ele necessita para desenvolver e manter músculos e ossos em boas condições de saúde, isso, obviamente, o ajudará a permanecer equilibrado e alinhado. Proporcionar a seu corpo um estado verdadeiro de harmonia implica a abordagem de deficiências ou excessos nutricionais, além do exame de suas condições emocionais e espirituais, e da busca da paz interior. Por essa razão, a abordagem holística, como a incorporada à medicina chinesa ou indiana tradicional, é uma boa opção para muitas pessoas que sofrem de dores nas costas.

Ajuda através das mãos: trabalho com o corpo e massagem

P. Após uma experiência desagradável com o *rolfing*, o qual achei muito doloroso, tenho hesitado em tentar outras técnicas de manipulação corporal. Ao mesmo tempo, sei que minha postura é incorreta, o que se constitui, em parte, na causa de minha dor na coluna lombar. Existe algum outro programa que possa me ajudar?

R. Embora o *rolfing* seja bastante eficaz, não se trata de um método de manipulação da espinha e das articulações livre de dor. Muitas pessoas com dor nas costas apreciam as mudanças lentas, controladas e suaves da postura, que resultam da prática da técnica de Alexander. Releia o Capítulo 7 e a seção Leitura Recomendada, pág. 197, para informações detalhadas.

P. Para minha grande surpresa, a dor em minhas costas foi bastante aliviada por um terapeuta especializado em massagem que se concentrou, não em minha coluna, mas em meus pés. Qual é a ligação?

R. Parece que seu terapeuta está familiarizado com o conceito de "pontos-gatilho", ou bolsões de tecido lesado numa parte do corpo, que podem causar dor a distância, até mesmo em suas costas. Lembre-se, seu corpo funciona como uma unidade e sempre que uma parte dele é lesada, outra parte também poderá ser afetada. Massageando seus pés, o terapeuta estará ajudando a curar tecidos lesados nessa região, que podem estar causando dor reflexa em suas costas há anos.

Manipulação da coluna: quiroprática e osteopatia

P. A manipulação da espinha, com todos os estalidos e força que envolve, poderá terminar por ferir em vez de curar minhas costas?

R. Quando realizada por um profissional treinado, a manipulação espinhal não causará danos às articulações e músculos das costas. De fato, a idéia é devolver à coluna o alinhamento correto, aliviando, dessa forma, a dor que ocorre quando o corpo está fora da posição correta. Tenha em mente que parte dos estalidos e ruídos que você ouve é *devida* à liberação de gases acumulados nas articulações, quando essas são movimentadas.

P. Venho tratando uma lesão na coluna lombar com um quiroprático; meu médico me informou que minha pressão sangüínea, anteriormente um pouco alta, está normal agora. Poderia haver uma ligação?

R. Sem dúvida alguma. Dependendo do ponto em sua espinha que está sendo manipulada pelo quiroprático para aliviar os problemas em sua coluna lombar, a terapia poderá estar ajudando a reduzir sua pressão sangüínea de uma das seguintes maneiras: se o quiroprático estiver concentrando-se na região do pescoço, é provável que isso tenha auxiliado no equilíbrio da atividade dos sistemas nervosos simpático e parassimpático, quanto à função do coração e vasos sangüíneos. A área intermediária da coluna, por outro lado, está ligada à função renal; provavelmente, seus rins estão produzindo mais urina ou as glândulas supra-renais, situadas acima dos rins, estão produzindo um hormônio que ajuda a baixar a pressão.

P. Que tipo de treinamento um quiroprático geralmente tem?

R. Para receber o certificado, um quiroprático estuda numa faculdade especializada durante um período mínimo de quatro anos. Seu treinamento inclui todo o aprendizado científico básico e a prática diagnóstica ensinada a um estudante de medicina, sem incluir, contudo, estudos cirúrgicos ou farmacêuticos. Alguns quiropráticos aprendem, ainda, os aspectos fundamentais do nutricionismo.

Medicina chinesa e dor nas costas

P. Sinto um receio muito grande de agulhas, mas estou preparada para tentar qualquer coisa que possa ajudar a aliviar a dor crônica em minha coluna. Meu irmão freqüenta um terapeuta, em quem confia, que se dedica à medicina chinesa. Eu deveria deixar de lado meus receios e procurá-lo também?

R. Antes de se decidir pela acupuntura, fale com seu médico a respeito da ansiedade que sente. Existem muitas outras opções dentro da medicina chinesa tradicional, incluindo acupressura, massagem, tratamento com ervas e medidas alimentares, que você poderia considerar.

P. Um acupunturista que procurei usou grande número de agulhas em meu corpo e as deixou ficar durante muito tempo. Meu amigo consultou outro terapeuta que utilizou poucas agulhas; após sua introdução, ele as retirou imediatamente. Qual é a diferença?

R. Há sistemas diferentes de acupuntura sendo praticados nos Estados Unidos, dependendo do treinamento do acupunturista. A corrente chinesa de acupuntura, como a que você conheceu, tende a utilizar diversas agulhas, que são mantidas no corpo durante vários segundos ou minutos. O estilo japonês usa uma estimulação mais suave e com menos agulhas; a escola francesa, preferida por muitos médicos-acupunturistas, encontra-se a meio caminho entre as duas anteriores. A escola inglesa dos cinco elementos tem uma tendência a focalizar a relação entre as emoções e os sintomas, enquanto outras ainda inclinam-se a abordar sintomas físicos específicos. Seria conveniente discutir o sistema adotado com o acupunturista, antes ou durante a primeira consulta.

P. Eu tentaria a acupuntura, mas estou preocupado com a AIDS. Existe o risco de contágio, devido às agulhas de acupuntura?

R. Nesta época de atenção com a AIDS, é muito provável que seu acupunturista esteja utilizando agulhas descartáveis, que são empregadas uma única vez, nas aplicações. Além disso, todos os acupunturistas licenciados fazem o treinamento com agulhas estéreis, item exigido nos exames de licenciatura. Mesmo assim, é importante perguntar para seu futuro acupunturista se ele usa agulhas descartáveis.

Ayurveda: medicina indiana

P. Fiquei surpresa em saber que enemas são freqüentemente prescritos pela medicina ayurvédica no tratamento de dores nas costas. Qual é a relação?

R. De acordo com a teoria ayurvédica, a maior parte das dores nas costas é causada por um desequilíbrio de *vata* — uma das três formas primárias de energia do corpo, e o local principal de *vata* é o cólon. Juntamente com restrições alimentares, terapia com massagem e uso de ervas, os enemas ajudam a purificar o corpo, reequilibrando, assim, essa energia.

P. A medicina ayurvédica parece ser muito elaborada e possuir múltiplos níveis. Quanto devo compreender antes de poder começar a curar a dor em minhas costas e reequilibrar meu corpo, de maneira que eu não me prejudique novamente?

R. O conhecimento do corpo sob uma perspectiva ayurvédica se constitui num processo que pode levar muitos anos e até mesmo a vida toda. Um terapeuta ayurvédico o guiará através desse processo, fornecendo-lhe, por outro lado, informações práticas a respeito de alimentação correta, exercícios, fitoterapia e técnicas de meditação. Se você seguir seus conselhos, poderá observar mudanças positivas em seu estado de saúde num período relativamente curto, provavelmente depois de algumas semanas, dependendo da desordem que apresentar.

P. Não disponho de muito tempo durante o dia para me exercitar e meditar. Posso fazer as duas coisas, ao mesmo tempo que pratico yoga?

R. Pode. A yoga é usada tanto como uma forma de exercício quanto como método para se atingir um estado mais elevado de consciência por meio da respiração correta e da meditação. A beleza dos exercícios de yoga reside em sua potencialidade para levar o corpo ao equilíbrio, através do alongamento tranqüilo e eficaz, e o espírito a um estado mais relaxado, por meio da concentração na respiração e, algumas vezes, da visualização criativa.

O poder curativo das ervas e dos aromas

P. Estou interessada em tratar a dor crônica em minhas costas com ervas. Porém, também tomo remédio para úlcera. As ervas podem interferir nos medicamentos que estou tomando?

R. Ervas *são* medicamentos, e, se seu médico e fitoterapeuta não atuarem em conjunto — ou se não souberem pelo menos como cada um a está tratando — você poderá ter problemas com a eficácia de seu esquema de tratamento. Cabe a você fornecer a todas as pessoas que a tratam uma lista com todos e quaisquer medicamentos que estiver tomando.

P. A aromaterapia é usada somente para relaxar ou as ervas das quais os óleos essenciais são extraídos têm também efeitos físicos?

R. Em primeiro lugar, é importante compreender que o relaxamento *é* físico. Lembre-se, a cada dia que passa novas evidências são descobertas de que as emoções — e portanto os efeitos emocionais — estão presentes em cada célula de seu corpo, incluindo as de seus músculos, tendões, ligamentos e ossos. Segundo, há indicações de que partículas terapêuticas das plantas originais entram no corpo através das narinas e da pele, atuando internamente da mesma maneira que uma dose de um fitoterápico tomado pela boca.

P. Sou alérgica à penicilina e a vários antibióticos. Eu poderia ser igualmente alérgica a fitoterápicos?

R. Sem dúvida alguma. Você deve assegurar-se de informar seu fitoterapeuta quanto às alergias e sensibilidades que possa ter a medicamentos e outras substâncias. Essas informações o ajudarão a lhe indicar um fitoterápico seguro e eficaz.

Homeopatia e dor nas costas

P. Consultei um homeopata pela primeira vez há uma semana. Depois de me fazer muitas perguntas sobre alimentação e problemas de saúde, ele decidiu tratar minha dor nas costas com *Rhus tox*. Sei que esse remédio é obtido da hera venenosa. Sou totalmente alérgica a essa planta. Isso é perigoso para mim?

R. A quantidade de substância tóxica na solução homeopática é minúscula, sendo improvável que provoque uma reação alérgica séria. Contudo, certifique-se de que seu homeopata esteja atento para essa alergia e observe cuidadosamente seus sintomas e possíveis efeitos colaterais.

P. Não estou certo de ter compreendido a maneira pela qual a homeopatia age; o que sei faz-me duvidar de sua eficácia, mas tenho amigos que confiam nesse método de cura. Tenho que acreditar na homeopatia para que o tratamento funcione?

R. Ter fé em que um tratamento tem potencial para funcionar é certamente útil, mas não é necessário que compreenda totalmente a homeopatia para usufruir de seus benefícios. Na verdade, muitos homeopatas não sabem exatamente como uma substância diluída tantas vezes possui ainda poder para curar. Entretanto, milhões de pessoas no mundo todo encontram a solução de uma variedade de desordens na homeopatia e você também poderá fazê-lo.

Na próxima parte do livro, apresentamos uma bibliografia com algumas das fontes disponíveis para você em sua busca de uma abordagem mais segura, eficaz e duradoura do alívio da dor nas costas e do reequilíbrio de todo o seu corpo e espírito.

Leitura Recomendada

A dor nas costas tem suscitado problemas especiais no mundo da medicina moderna, problemas esses que a tecnologia tradicional parece ser incapaz de resolver, pelo menos no presente. Felizmente, a medicina alternativa está-se tornando mais acessível — e mais aceita — por um número cada vez maior de norte-americanos. A seguir, apresentamos uma breve bibliografia, em que são listados alguns dos livros recentes e outros mais antigos, entre as centenas de trabalhos publicados; aí você poderá encontrar informações sobre as diferentes áreas de atuação da medicina alternativa. Conhecimento *é* poder: use essas fontes para encontrar uma solução para a dor nas costas que seja eficaz em seu caso específico.

Acupuntura/medicina chinesa

Beinfeld, Harriet e Korngold, Efrem. *Between Heaven and Earth: a Guide to Chinese Medicine*. Nova York: Ballantine Books, 1991.

Kaptchuk, Ted. *The Web That Has No Weaver: Understanding Chinese Medicine*. Nova York: Congdon and Weed, 1992.

Liu, Y. *The Essential Book of Traditional Chinese Medicine, Vols. 1 e 2*. Nova York: Columbia University Press, 1988.

Aromaterapia

Hymann, Daniele. *Aromatherapy: The Complete Guide to Plant and Flower Essences*. Nova York: Bantam Books, 1991.

Lavabre, Marcel. *Aromatherapy Workbook*. Rochester, VT: Healing Arts Press, 1990.

Rose, Jeanne. *The Aromatherapy Book*. Berkeley, CA: North Atlantic Books, 1992.

Biofeedback

Danskin, David G. e Crow, Mark. *Biofeedback: An Introduction and Guide*. Palo Alto, CA: Mayfield Publishing Co., 1981.

Dieta e Nutrição

Braverman, Eric R., M.D. e Pfeiffer, Carl C., M.D. *The Healing Nutrients Within*. New Canaan, CT: Keats Publishing, Inc., 1987.

Hass, Elson M., M.D. *Staying Healthy with Nutrition*. Berkeley, CA: Celestial Arts Publishing, 1992.

Lappe, Frances Moore. *Diet for a Small Planet*. Nova York: Ballantine, 1982.

Dor nas costas

Abraham, Edward A., M.D. *Freedom from Back Pain: An Orthopedist's Self-Help Guide*. Emmaus, PA: Rodale Press, 1986.

Benjamin, Ben E., Ph.D. *Listen to Your Pain*. Nova York: Penguin Books, 1984.

Bresler, David E. *Free Yourself from Pain*. Topanga, CA: The Bresler Center, 1992.

Fine, Judylaine. *Conquering Back Pain: a Comprehensive Guide*. Nova York: Prentice-Hall Press, 1987.

Hall, Hamilton. *The Back Doctor*. Nova York: McGraw-Hill, 1980.

Harold, D.M.D. *Pain Without Prescription*. Nova York: Harper Perennial, 1982.

Klein, Arthur C. e Sobel, Dava. *Backache Relief*. Nova York: Penguin Books, 1986.

Prudden, Bonnie. *Pain Erasure*. Nova York: M. Evans and Co., 1980.

Sarno, John, M.D. *Mind Over Back Pain*. Nova York: Berkeley Books, 1986.

White, Augustus A., M.D. *Your Aching Back*. Nova York: Fireside Books, 1990.

Homeopatia

Cummings, Stephen, M.D. *Everybody's Guide to Homeopathic Medicines*. Los Angeles: Jeremy P. Tarcher, Inc., 1991.

Lockie, Andrew. *The Family Guide to Homeopathy*. Nova York: Prentice-Hall Press, 1993.

Ullman, Dana. *Discovering Homeopathy: Medicine for the 21st Century*. Berkeley, CA: North Atlantic Books, 1991.

Medicina Ayurvédica

Chopra, Deepak, M.D. *Ageless Body, Timeless Mind*. Nova York: Harmony Books, 1993. *Perfect Health*, 1991. *Quantum Healing*, 1990.

David, O.M.D. *Ayurvedic Healing*. Salt Lake City: Morson Publishing, 1990.

Heyn, Birgit. *Ayurveda: The Indian Art of Natural Medicine and Life Extension*. Rochester, Vermont: Healing Arts Press, 1983.

Fitoterapia

Castleman, Michael. *The Healing Herbs*. Emmaus, PA: Rodale Press, 1991.

Hoffman, David. *The Herbal Handbook*. Rochester, VT: Healing Arts Press, 1987.

Kowalchick, Claire e Hylton, William, orgs. *Rodale's Illustrated Encyclopedia of Herbs*. Emmaus, PA: Rodale Press, 1987.

Murray, Michael. *The Healing Power of Herbs*. Rockin, CA: Prima, 1992.

Meditação e Medicina para a Mente/Corpo

Benson, Herbert. *The Relaxation Response*. Nova York: Outlet Books, Inc., 1993.

Borysendo, Joan. *Mending the Body, Mending the Mind*. Nova York: Bantam Books, 1988.

Kabat-Zinn, Jon. *Full Catastrophe Living*. Nova York: Delta Press, 1990.

Locke, Steven e Colligan, Douglas. *The Healer Within*. Nova York: Mentor, 1986.

Moyers, Bill. *Healing and the Mind*. Nova York: Doubleday, 1993.

Quiroprática e osteopatia

Coplan-Griffiths, Michael. *Dynamic Chiropractic Today: The Complete and Authoritative Guide to This Major Therapy*. San Francisco: HarperCollins, 1991.

Palmer, Daniel David. *The Chiropractor's Adjuster*. Davenport, IA: Palmer College Press, 1992.

Manipulação do corpo e massagem

Barlow, Wilfred. *The Alexander Technique*. Nova York: Alfred Knopf, 1973.

Feldenkrais, Moshe. *Awareness Through Movement*. Nova York: Harper & Row, 1977.

Prudden, Bonnie. *Myotherapy: Complete Guide to Pain-Free Living*. Nova York: Ballantine Books, 1984.

Rolf, Ida. *Rolfing: The Integration of Human Structures*. Nova York: Harper & Row, 1977.

Smith, Fritz. *Inner Bridges*. Atlanta: Humanics, Ltd., 1994.

Yoga

Hewitt, James. *The Complete Yoga Book*. Nova York: Schocken Books, 1977.

Monro, Robin, M.D. et al. *Yoga for Common Ailments*, Nova York: Fireside Books, 1990.

Medicina Alternativa/Leitura Geral

Goldberg Group (350 médicos). *Alternative Medicine: The Definitive Guide*. Puyallap, WA: Future Medicine Publishing, Inc., 1993.

Monte, Tom e orgs. de "EastWest Natural Health." *World Medicine: The East West Guide to Healing Your Body*. Nova York: Tarcher/Perigree, 1993.

Murray, Michael e Pizzorno, Joseph. *Encyclopedia of Natural Medicine*. Rocklin, CA: Prima Publishing, 1991.

Glossário

Acupontos: pontos de acupuntura em todo o corpo, que correspondem a órgãos específicos.

Acupressura: arte curativa, baseada nos fundamentos da medicina chinesa, pela qual pressão é aplicada com os dedos em pontos sensíveis e específicos do corpo.

Acupuntura: técnica utilizada pela medicina chinesa, a qual se constitui na introdução de pequenas agulhas sob a pele, com a finalidade de ativar o fluxo de energia no corpo.

Adrenalina: também chamada epinedrina. Hormônio secretado pelas glândulas supra-renais; aumenta a freqüência cardíaca e produz a constrição dos vasos sangüíneos.

Agentes antiinflamatórios: medicamentos desenvolvidos para reduzir o inchaço, a inflamação e a dor. Alguns dos medicamentos antiinflamatórios mais conhecidos incluem o piroxicam, o ibuprofeno e o diclofenaco sódico.

Alopatia: termo que descreve a medicina ocidental padrão; deriva do grego *allos* (diferente) e *pathein* (doença, sofrimento), implicando, assim, o uso de medicamentos cujos efeitos são diferentes daqueles da doença tratada.

Analgésico: droga que alivia a dor, incluindo a aspirina e a codeína.

Articulação: local de união ou junção entre dois ossos.

Artrite: inflamação e irritação das articulações.

Biofeedback: terapia que visa a modificação do comportamento, durante a qual os pacientes são orientados quanto ao controle de funções do corpo, por exemplo a pressão sangüínea, através de um esforço consciente.

Canais: também chamados meridianos. Na medicina chinesa tradicional, os trajetos invisíveis do *qi*, tanto superficiais, quanto no interior do corpo.

Carboidratos: compostos orgânicos de carbono, hidrogênio e oxigênio, que incluem os amidos, a celulose e os açúcares e se constituem numa fonte importante de energia. Todos os carboidratos são eventualmente metabolizados pelo corpo, transformando-se em glicose, um açúcar simples.

Cauda eqüina: extremidade da medula espinhal.

Cóccix: estrutura situada na extremidade da coluna vertebral, que se liga à parte inferior do sacro, sendo constituída por cerca de três ou quatro vértebras fundidas entre si.

Coluna cervical: parte da coluna vertebral correspondente à região do pescoço e composta de sete vértebras.

Coluna espinhal: coluna de ossos independentes (as vértebras) que circundam e protegem a medula espinhal e sustentam as costas.

Coluna lombar: as cinco vértebras que suportam o peso do corpo, localizadas entre as vértebras torácicas e o sacro; também conhecida como região inferior das costas.

Déficit neurológico: perda de reflexos e/ou da força motora normal.

Degeneração de um disco: perda da integridade estrutural e funcional do disco, podendo ou não causar dor.

Desintoxicação: no Ayurveda, o processo de remoção de toxinas do organismo.

Disco: tecido fibroso, com uma parte central constituída de material semelhante à gelatina, e que se localiza entre vértebras espinhais vizinhas; tem a função de absorver choques.

Distensão lombossacral: lesão de músculos, ligamentos e/ou tendões da região lombossacral (parte inferior das costas).

Doença causada por deficiência de energia: na medicina chinesa tradicional, uma desordem que resulta da incapacidade do corpo para manter o equilíbrio.

Doença causada por excesso de energia: na medicina chinesa tradicional, uma desordem na qual o *qi*, o sangue ou líquidos do corpo se tornam desequilibrados e se acumulam nos canais energéticos ou em qualquer outra parte do corpo.

Doshas: na medicina ayurvédica, as três forças energéticas básicas, que determinam o equilíbrio de um indivíduo e seu tipo corporal.

Endorfinas: substâncias naturais produzidas pelo corpo e que atuam como analgésicos naturais.

Escoliose: desalinhamento congênito da coluna, em que essa se arqueia lateralmente.

Espasmo muscular: contração involuntária e dolorosa dos músculos.

Espondilite anquilosante: doença inflamatória da espinha, que causa dor e fusão da parte óssea da coluna.

Espondilose: fusão óssea anormal de uma articulação vertebral; termo genérico para alterações degenerativas da coluna dorsal.

Estagnação do qi: qualquer bloqueio de energia no corpo, que interrompe suas funções naturais ou o processo de cura.

Exercício aeróbico: exercício físico que depende do oxigênio para a produção de energia.

Exercício anaeróbico: exercício que se apóia nas reservas de energia dos próprios músculos, não requerendo oxigênio; temos como exemplo o levantamento de peso e os exercícios isométricos.

Extensão: arqueamento da coluna para trás.

Facetas articulares: localizadas atrás do corpo vertebral, essas articulações ocorrem aos pares e ligam os elementos posteriores das vértebras. Elas permitem que os ossos da coluna deslizem um sobre o outro quando essa se encontra em movimento.

Fáscia: lâmina ou tira de tecido conjuntivo que separa músculos e órgãos diferentes dentro do corpo.

Fator de risco: condição ou comportamento que aumenta a probabilidade de desenvolvimento de uma doença ou lesão.

Flexão: arqueamento da coluna para a frente.

Força vital: em homeopatia, a energia intangível que anima todas as criaturas vivas, e que serve para mediar suas respostas físicas, emocionais e intelectuais ao *stress* externo.

Fratura: lesão de um osso, na qual o tecido ósseo é rompido.

Fusão espinhal: procedimento cirúrgico que utiliza enxertos ósseos para ligar duas ou mais vértebras.

Glúteo: músculo das nádegas.

Hérnia de disco: deslocamento dos componentes de um disco para além dos limites normais do anel, isto é, a porção fibrosa exterior do disco intravertebral.

Holístico: que pertence ao corpo como um todo; tratamento das doenças, levando-se em consideração todas as partes do corpo e visando à obtenção do equilíbrio do ambiente corporal interno.

Inclinação pélvica: postura do corpo na qual os músculos abdominais são contraídos e as nádegas trazidas para dentro, ficando sob a espinha.

Kapha: dosha ayurvédica.

Lei dos semelhantes: princípio segundo o qual "o semelhante cura semelhante", e que constitui a base da homeopatia; o remédio adequado para a doença de um paciente é a substância capaz de produzir, numa pessoa saudável, sintomas semelhantes àqueles apresentados pelo paciente.

Ligamento: tira forte e elástica que conserva as articulações unidas; na coluna, mantém as vértebras no lugar, apoiando e fortalecendo os discos e as articulações vertebrais.

Manipulação: técnica usada na terapia quiroprática para ajuste da espinha, articulações e outros tecidos.

Medicina chinesa: filosofia e metodologia da saúde e da medicina, desenvolvidas na antiga China.

Medula espinhal: rede de fibras nervosas que transmitem mensagens e sensações para o cérebro e desce para outras partes do corpo, e que se estende desde a base do crânio, através da parte aberta de cada vértebra.

Meridianos: a medicina chinesa tradicional, os 14 canais no corpo, através dos quais a energia conhecida como *qi* flui.

Mielograma: exame radiológico, no qual a medula espinhal, os nervos, as raízes nervosas e o espaço circunvizinho podem ser visualizados.

Mobilização: técnica da terapia quiroprática, pela qual o limite de movimento de uma articulação é suavemente aumentado.

Movimento ativo: amplitude normal de movimento voluntário de uma articulação.

Moxa: folhas secas de artemísia, utilizadas pela medicina chinesa tradicional; a moxa é colocada nas extremidades das agulhas e acesa, sendo a seguir mantida junto a um ponto de acupuntura para aquecer e tonificar o *qi*.

Nervo ciático: o nervo mais extenso do corpo; localiza-se na região dos quadris, descendo pela parte posterior das coxas até os joelhos.

Neurotransmissores: substâncias que transmitem mensagens para o cérebro, do cérebro para o restante do corpo, e no interior do próprio cérebro e de outros tecidos corporais.

Nicotina: substância química derivada do fumo e que causa dependência; a nicotina afeta a pressão sangüínea e a atividade cerebral.

Noradrenalina: hormônio secretado pelas glândulas supra-renais durante a "reação de luta-ou-fuga"; eleva a pressão sangüínea e age no sentido de estimular a contração muscular.

Obesidade: desordem em que ocorre um excessivo acúmulo de gordura no corpo, normalmente considerada presente quando uma pessoa encontra-se 20% acima do peso recomendado para sua altura e idade.

Óleo essencial: essência concentrada e pura, extraída das plantas.

Órgãos yang: em medicina chinesa, os órgãos *yang* são ocos ou superficiais, como intestino, baço, vesícula biliar e pele.

Órgãos yin: em medicina chinesa, os órgãos *yin* são densos e internos, como o coração, fígado, pulmões, rins e ossos.

Osteopatia: ramo da medicina ocidental que enfoca primariamente a manipulação do sistema músculo-esquelético, ao mesmo tempo que aborda a saúde de forma holística.

Osteoporose: enfermidade na qual os ossos do corpo perdem minerais, tornando-se, assim, fracos e porosos.

Palpação: exame físico do corpo, em que as mãos são usadas para detectar anormalidades.

Pitta: dosha ayurvédica.

Potência: diluição dos remédios homeopáticos, com a finalidade de aumentar sua eficácia, proporcionando-lhes valor terapêutico.

Qi: na medicina chinesa, a força vital ou energia do corpo e do universo, que circula através dos meridianos do corpo.

Quadríceps: músculos situados na parte frontal das coxas.

Reação de luta-ou-fuga: resposta do corpo ao perigo ou *stress* percebidos que implica a liberação de hormônios e o aumento subseqüente da freqüência cardíaca, pressão sangüínea e tensão muscular.

Remédio homeopático: medicamento selecionado tendo-se por base a semelhança de sintomas e que produz uma reação num paciente, a qual o leva à cura.

Rolfing: técnica de massagem que visa ao realinhamento da fáscia — tecido conjuntivo, que reveste músculos e órgãos. O objetivo do *rolfing* é a integridade estrutural ou o cuidado para que todos os órgãos, ossos e tecidos estejam corretamente posicionados dentro do corpo.

Sacro: parte da coluna que está abaixo da região lombar.

Shen: na medicina chinesa tradicional, o "espírito" ou consciência que origina e configura a expressão externa da vida humana.

Shiatsu: técnica de massagem desenvolvida no Japão; baseia-se na filosofia médica chinesa, a qual acredita que a doença e a dor são causadas pelo bloqueio do *qi* (energia) ao longo dos trajetos energéticos do corpo. Pela aplicação de pressão sobre o meridiano bloqueado pode ocorrer o alívio da dor e da doença.

Sintoma: mudanças observáveis ou internas na condição mental, emocional e física de uma pessoa; em medicina holística, os sintomas são a prova externa de um desequilíbrio interno.

Sistema límbico: grupo de estruturas cerebrais que influenciam o sistema endócrino e o sistema motor autônomo.

Sistema músculo-esquelético: os músculos e o esqueleto.

Sistema nervoso autônomo: a parte do sistema nervoso responsável por funções corporais, como as batidas do coração, pressão sangüínea e digestão. Ele é dividido em duas partes: sistema nervoso simpático e sistema nervoso parassimpático.

Sistema nervoso central: o cérebro e a medula espinhal, os quais são responsáveis pela integração de todas as funções neurológicas.

Sistema nervoso parassimpático: divisão do sistema nervoso; quando estimulado, faz diminuir a freqüência cardíaca, a pressão sangüínea, tornando a respiração mais lenta.

Sistema nervoso simpático: divisão do sistema nervoso autônomo, responsável por funções como a pressão sangüínea, a salivação e a digestão; atua em conjunto com o sistema nervoso parassimpático.

Stress: qualquer fator, físico ou emocional, que ameaça a saúde do corpo ou, por outro lado, requer uma resposta ou mudança.

Subluxação: na quiroprática, termo usado para explicar o desalinhamento das vértebras da espinha dorsal.

Sucussão: agitação vigorosa dos remédios homeopáticos líquidos, que permite a penetração da substância original na tintura alcoólica.

Tao: o curso e os caminhos da natureza; termo chinês que designa o universo com um todo indiferenciado.

TC (tomografia computadorizada): tomograma computadorizado (imagem de raios X), que pode ser reconstituído por um computador e reproduz ossos e tecidos moles em diversos planos.

Tecido conjuntivo: tecido altamente vascularizado, que forma a estrutura de apoio e ligação do corpo.

Técnica de Alexander: técnica relacionada com a melhora da postura para reduzir ou prevenir a dor nas costas.

Tendão do jarrete: grande músculo situado na parte posterior da coxa.

Tendão: fibras conjuntivas que ligam os músculos aos ossos; quando um músculo se contrai ou encurta, ele repuxa o tendão, o qual, por sua vez, move o osso.

Tintura: solução alcoólica de uma substância medicinal.

Tonificar: em medicina chinesa, nutrir, aumentar e revigorar; elevar o suprimento de *qi*, promovendo o funcionamento correto e o equilíbrio do corpo.

Torácicas: doze vértebras da coluna, situadas na parte média e superior das costas, onde as costelas se ligam à espinha.

Toxina: substância prejudicial ou tóxica para o corpo.

Trapézio: músculo da região superior das costas.

Vata: dosha ayurvédica.

Vértebras: ossos que formam a espinha ou coluna dorsal, permitindo uma postura ereta, a flexibilidade e a mobilidade do corpo.

Yin/yang: conceito chinês que descreve toda a existência em termos de estados ou condições diferentes, mas mutuamente dependentes; a medicina chinesa tradicional procura restabelecer o equilíbrio desses aspectos contrastantes do corpo e da mente.

EXERCÍCIOS PRÁTICOS E EFICAZES PARA CURAR A DOR NAS COSTAS

Dra. Mary Rintoul e *Bernard West*

Tenha costas saudáveis, flexíveis e livres de dores
Aprenda a melhorar a sua postura
Saiba qual a melhor forma de levantar e de carregar pesos
Alivie a tensão nos músculos das costas e do pescoço
Fique mais ereto e pareça mais magro
Fortaleça seus músculos e movimente suas articulações

Milhões de pessoas sofrem de dores nas costas em algum período da vida. Na maioria dos casos, a causa é a má postura. É possível prevenir ou aliviar a tensão nas costas e as lesões pondo em prática o programa de exercícios e de auto-ajuda proposto neste livro.

Ensinando-o a cuidar de suas costas, os autores sugerem uma série de exercícios que previnem e acabam com as suas dores. Costas mais fortes e mais bem preparadas têm menos propensão a lesões, dores e desgaste, deixando-o mais flexível, ativo e vigoroso.

* * *

A dra. Mary Rintoul formou-se em medicina no St. Thomas Hospital. Dedicou-se à clínica geral, mas agora dedica-se à prática hospitalar. É casada com um dentista que por muito tempo sofreu de intermitentes dores nas costas.

Bernard West formou-se em odontologia na Sheffield University, em 1969. Durante vinte anos, trabalhou como dentista em Kent. Como é comum na sua profissão, ele sofria de dores nas costas, chegando em algumas ocasiões a ficar incapacitado para o trabalho. Foi tentando resolver esse problema que ele entrou em contato com a dra. Mary Rintoul.

Depois de tratar com sucesso outras pessoas que sofriam do mesmo problema, eles resolveram escrever juntos estes *Exercícios Práticos e Eficazes para Curar a Dor nas Costas*, com o intuito de dividir com os leitores o que aprenderam sobre dores provocadas por má postura e sobre o aperfeiçoamento do controle ósseo-muscular. Bernard West tem vários artigos publicados em revistas de medicina e trabalha atualmente no Health Service Management.

EDITORA PENSAMENTO

VENCENDO A DOR NAS COSTAS

Harris H. McIlwain e outros

Se a dor nas costas impediu que você executasse bem o seu trabalho, que aproveitasse tranqüilamente o seu tempo de lazer ou limitou suas possibilidades de viajar, este livro é para você.

Escrito por cinco dos maiores especialistas em dores nas costas, este guia conciso lhe dará informação completa e inteligível para que possa entender o seu problema e optar pelo melhor tratamento. O ponto central deste manual é o *plano de duas semanas para alívio imediato e duradouro da dor nas costas* do dr. McIlwain, cuja eficácia já foi comprovada.

Você encontrará aqui:

- um plano que garante alívio rápido, baseado em exercícios suaves, diários, que podem ser executados por doentes de qualquer faixa etária;
- os mais eficazes métodos de tratamento;
- um capítulo especial sobre o que se deve e o que não se deve fazer em caso de viagem quando se sofre de dores nas costas.

* * *

Os autores – Harris H. McIlwain, Joel C. Silverfield, Michael C. Burnette e Bernard F. Germain – são médicos e praticam em Tampas, na Flórida. Eles se especializaram no tratamento da osteoporose, das dores nas costas e da artrite. Debra F. Bruce é escritora especializada na área da saúde, com numerosos artigos publicados em revistas e livros. Eles também são autores de *Vencendo a Osteoporose*, já publicado pela Editora Cultrix.

EDITORA CULTRIX

CURA PELA MEDICINA NATURISTA

Dr. Jaime Scolnik

O naturismo, mais do que um sistema terapêutico, é um sistema de vida. À medicina naturista não interessa, de forma primordial, o diagnóstico de precisão, mas o diagnóstico de profundidade, obtido pela análise cuidadosa, não tanto da doença em si, mas do próprio doente — um mundo à parte, com um sem-número de problemas pessoais e ambientais responsáveis pelo estado de desarmonia em que se encontra.

Sem desprezar o trabalho dos pesquisadores que, no campo da medicina alopática ou homeopática, cuidam a seu modo de contribuir para o combate às doenças, a medicina naturista vê as coisas de uma forma muito mais simples e real, pois leva em consideração, primeiramente, o doente, e não o mal de que ele padece. O resultado é a descoberta de um sistema que pode curar quase todas as doenças, embora nem sempre seja eficaz com todo tipo de doente.

O Dr. Jaime Scolnik nos oferece nesta obra sua longa experiência de médico, indicando qual é o verdadeiro caminho para conservar a saúde e o que deve ser feito em caso de doença, sem lançar mão de outros meios que os oferecidos pela Natureza em sua infinita sabedoria.

EDITORA CULTRIX

DEPRESSÃO – A DOENÇA MALCOMPREENDIDA

Ursula Nuber

Dentre os males que afligem o homem moderno, a depressão é um dos mais freqüentes na civilização ocidental. Todo o mundo parece saber algo sobre ela, todos têm a impressão de conhecê-la; no entanto, há vários tipos de depressão e suas causas são as mais variadas possíveis. Por isso, muitos dos nossos conceitos a respeito da depressão simplesmente estão errados. Na tentativa de oferecer uma perspectiva correta dos conhecimentos atuais sobre a matéria, a Autora descreve os mais recentes resultados das pesquisas, diagnostica as diversas formas de depressão e expõe as práticas terapêuticas destinadas a curá-la.

Com o propósito de desfazer nossas ilusões sobre esse mal moderno, a Autora destrói preconceitos e mostra o melhor modo de curar essa doença e de conviver com as pessoas deprimidas.

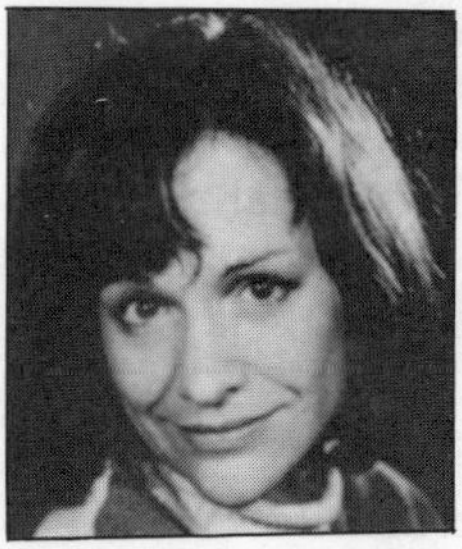

SOBRE A AUTORA:

Ursula Nuber nasceu em 1954, formou-se em Psicologia e, desde 1983, é redatora da revista científica *Psychologie Heute*. Antes disso, ela trabalhou como jornalista autônoma na Rede de Televisão da Baviera e como assistente de pesquisa na Universidade de Munique. Escreveu um grande número de artigos sobre assuntos relacionados com a sua área de estudos para jornais e revistas especializadas.

EDITORA PENSAMENTO

CURA E PAZ INTERIOR

Michael Dawson

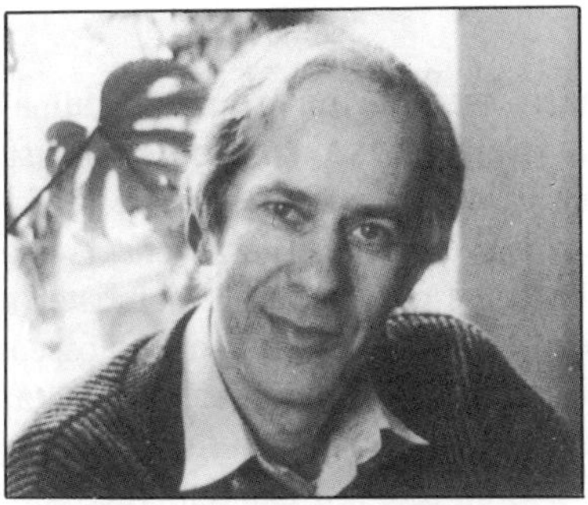

"Saúde é paz interior...
Para obter-se a cura é
preciso compreender que a
doença é uma ilusão.
Sem essa compreensão a
cura é impossível."

UM CURSO DE MILAGRES

Segundo Michael Dawson, nossa identificação com o corpo como sendo o nosso lar é a origem de todo o nosso sofrimento físico e psicológico. Enquanto insistimos em continuar separados da nossa verdadeira identidade espiritual, criamos a doença, que reforça a nossa crença na realidade do corpo. Para tornar a sentir o amor de Deus, a alegria e a paz, temos de iniciar o processo de perdoar a nós mesmos e aos outros. Isso permitirá que a presença do espírito entre em nossa mente e lhe proporcione a cura desejada.

A causa das doenças está na mente, e não no corpo. A doença é uma sombra da culpa mental projetada sobre o nosso corpo. À medida que praticarmos o perdão, aparecerá na nossa mente a verdade de quem realmente somos e descobriremos o nosso verdadeiro lar, do qual nunca nos ausentamos.

A inspiração de Michael Dawson para escrever livros veio do estudo que fez acerca dos ensinamentos contidos em *Um Curso de Milagres* – livro que ensina que os milagres ocorrem naturalmente, como expressões do amor. Este seu livro, *Cura e Paz Interior*, também pode ser lido como uma introdução à leitura de *Um Curso de Milagres*, especialmente no que se refere à doença, à cura, ao perdão e à oração.

EDITORA PENSAMENTO

#SAU05719
Medicina natural para dor nas costas: os melhores todos alternativos para a

VENCENDO A OSTEOPOROSE

Harris H. McIlwain e outros

Com base nas mais recentes pesquisas médicas, um grupo de reumatologistas experientes oferece neste livro um guia atualizado e conciso para a prevenção, tratamento e controle da osteoporose. Os autores enfatizam o papel crucial da alimentação e dos exercícios para vencer essa batalha. Eles mostram os tipos de alimentos que ajudam a combater a osteoporose e ensinam exercícios específicos para construir massa óssea. *Vencendo a Osteoporose* também mostra os modos eficazes para evitar fraturas da bacia, assim como controlar a dor, aumentar a mobilidade e deter a doença em seus estágios iniciais. Com este útil manual, você será capaz de:

- identificar e reduzir os fatores de risco;
- reconhecer os quatro estágios da osteoporose e tratar cada estágio de forma adequada;
- seguir um programa fácil de exercícios para prevenção e tratamento da doença;
- deter a perda de cálcio nos ossos mediante o aumento correto de cálcio.

* * *

Os autores – Harris H. McIlwain, Joel C. Silverfield, Michael C. Burnette e Bernard F. Germain – são médicos e praticam em Tampa, na Flórida; eles se especializaram no tratamento da osteoporose, das dores nas costas e da artrite. Debra F. Bruce é escritora especializada na área da saúde, com numerosos artigos publicados em revistas e livros. Eles também são autores de *Vencendo a Dor nas Costas*, já publicado pela Editora Cultrix.

EDITORA CULTRIX